肾脏病患者应知应会

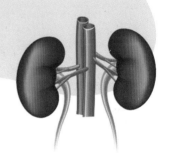

主　编　左　力

副主编　王　宓　隋　准　赵新菊

编　者（以姓氏汉语拼音为序）

蔡美顺　甘良英　梁耀先　刘爱春
隋　准　檀　敏　王　磊　王　梅
王　宓　王　琰　王伊娜　韦　洮
武　蓓　燕　宇　杨　冰　于　媛
赵慧萍　赵新菊　朱　丽　左　力

人民卫生出版社
·北京·

图书在版编目（CIP）数据

肾脏病患者应知应会 / 左力主编 . —北京：人民
卫生出版社，2020.9
ISBN 978-7-117-30411-5

Ⅰ. ①肾…　Ⅱ. ①左…　Ⅲ. ①肾疾病 – 诊疗　Ⅳ.
①R692

中国版本图书馆 CIP 数据核字（2020）第 158861 号

人卫智网	www.ipmph.com	医学教育、学术、考试、健康，购书智慧智能综合服务平台
人卫官网	www.pmph.com	人卫官方资讯发布平台

肾脏病患者应知应会

Shenzangbing Huanzhe Yingzhi Yinghui

主　　编：左　力
出版发行：人民卫生出版社（中继线 010-59780011）
地　　址：北京市朝阳区潘家园南里 19 号
邮　　编：100021
E - mail：pmph @ pmph.com
购书热线：010-59787592　010-59787584　010-65264830
印　　刷：北京铭成印刷有限公司
经　　销：新华书店
开　　本：710 × 1000　1/16　　印张：8
字　　数：135 千字
版　　次：2020 年 9 月第 1 版
印　　次：2020 年 10 月第 1 次印刷
标准书号：ISBN 978-7-117-30411-5
定　　价：39.00 元

打击盗版举报电话：**010-59787491**　E-mail：WQ @ pmph.com
质量问题联系电话：**010-59787234**　E-mail：zhiliang @ pmph.com

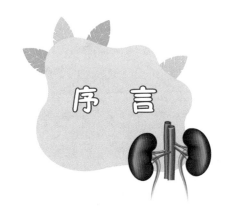

序言

慢性肾脏病在世界各地成年人中的患病率达到 10%，在老年人、高血压和糖尿病患者中的患病率更高。众所周知，慢性肾脏病是不能痊愈的，会逐渐进展为尿毒症，需要肾脏替代治疗；更糟糕的是，就像高血压和糖尿病患者容易得心脏病一样，慢性肾脏病患者也更容易得心脏病。因此，并非所有的慢性肾脏病患者都逐渐进展到尿毒症，部分患者在进展到尿毒症前就可能发生心肌梗死、脑梗死或脑出血，直至危及生命。

针对慢性肾脏病采取必要的管理措施，可以延缓肾脏病进展，也可以避免心脑血管疾病的发生。慢性肾脏病的患病率如此之高使得在人群中对其及时有效地识别显得尤为重要。但是，慢性肾脏病往往无症状，如何快速、简单、经济地判断自身是否患有慢性肾脏病？一旦确定患有该病，又应当如何配合医疗团队有效管理慢性肾脏病？慢性肾脏病的管理目标是延缓进展、预防心脑血管疾病、管理慢性肾脏病并发症、必要时实施肾脏替代治疗。我国肾脏内科医师在长期的临床实践中积累了大量的经验，通过与全球同行的交流，使他们管理慢性肾脏病患者的经验与国际接轨。但是，另一方面，我国普通民众关于肾脏病的知识十分欠缺。

为了普及慢性肾脏病知识，使慢性肾脏病患者积极有效地

参与到自己疾病的管理过程,北京大学人民医院肾脏内科每季
度举行一次患者宣教活动,每年举行一次患者联谊活动,并建立
了微信公众号(北大人民医院肾内科)。综合上述活动中的精彩
内容和患者最关心的问题,编写了本书。欢迎广大慢性肾脏病
患者关注相关的线下活动和微信公众号,希望本书能帮助到慢
性肾脏病患者。

赵明辉

北京大学肾脏病研究所

北京大学第一医院肾内科

2020 年 2 月

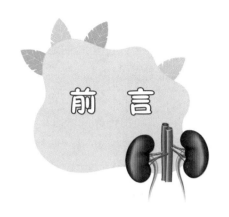

前言

　　慢性肾脏病困扰着我国大约 10% 的成年人。慢性肾脏病患病率高、病程长、致残致死率高、医疗花费巨大。在我国,慢性肾脏病的知晓率及治疗率低,甚至部分患者发现患有肾脏病时已经到了终末期肾脏病(尿毒症)的阶段,需要面临肾脏替代治疗(透析或肾移植),给患者及其家庭、社会带来很多负面影响和沉重的经济负担。因此,防治慢性肾脏病意义重大、刻不容缓。

　　慢性肾脏病由于早期常常没有明显症状,很容易被忽视,因此被称为"沉默的杀手"。很多患者因没有及时发现自己已患肾脏病而贻误了治疗的时机;还有一部分患者不了解肾脏病的基本常识,听信一些江湖游医,采用一些无效甚至有害的治疗方法,导致疾病快速进展,最终导致了终末期肾脏病的发生。其实,慢性肾脏病并不可怕,很多肾脏病高危人群可以预防肾脏病的发生;而如能早期发现、早期诊断、合理治疗,很多肾脏病患者能延缓病情进展甚至避免终末期肾脏病的发生及肾脏替代治疗的应用,减少个人及家庭的负担和痛苦;即使已经开始透析治疗,如能较好地控制病情,也可以长期拥有很好的生活质量。掌握肾脏病知识、做好疾病的自我管理是慢性肾脏病患者治疗成功的关键之一。

　　对广大患者及其亲属而言,增加肾脏与肾脏病的基本知识有助于更好地控制肾脏病。为帮助患者了解肾脏病防治知识、更好地满足慢性肾脏病患者的健康需求、全方位全周期地维护人民健康，我们组织编写了《肾脏病患者应知应会》。

本书共包括八个部分，涵盖"肾内科都看什么病""肾脏病常见症状""肾内科化验检查""这些病都在损伤你的肾脏""得了肾脏病怎么办""没得肾脏病如何防""肾衰竭"和"肾脏替代治疗"等肾脏病方面的常见问题，由北京大学人民医院肾内科专家及主治医师执笔，语言生动，图文并茂，非常值得患者阅读和学习。本书给读者带来通俗易懂、简明实用的肾脏病知识，力求使读者读后能知道如何预防和发现肾脏病，更知道得了肾脏病后应该如何应对。希望本书能为广大肾脏病患者和家属的一些常见问题答疑解惑，帮助慢性肾脏病患者及家属正确地认识疾病，增强战胜疾病的信心，更好地配合医生进行诊治。

感谢本书的全体作者及为本书校对工作付出辛勤努力的朱丽、梁耀先和倪梦凡医师。

为了进一步提高本书的质量，以供再版时修改，恳请各位读者、专家提出宝贵意见。

左　力

2020 年 2 月于北京

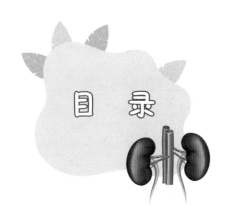

目 录

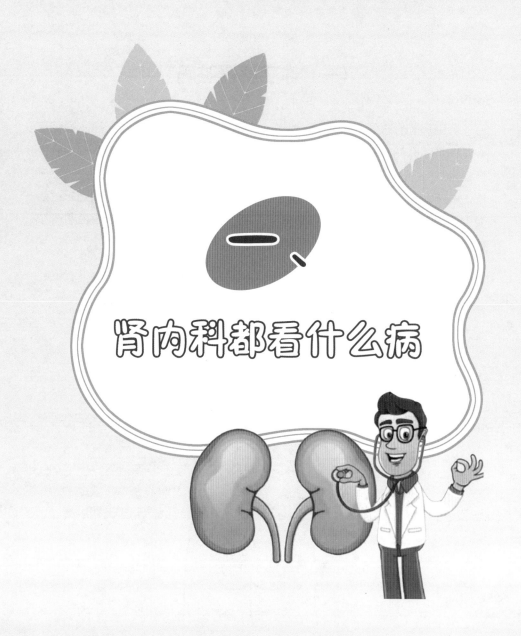

肾内科都看什么病

（一）你了解肾脏吗

　　肾脏病和肾虚不是一回事,西医所讲的肾脏病仅指肾脏的疾病。肾脏在哪儿? 长什么样? 有多大? 结构怎么样? 有什么功能? 您了解吗? 咱们且慢慢叙来。

　　1. 肾脏位置和外形　肾脏位于脊柱两侧,左右各一,红褐色,形似蚕豆,表面光滑,右肾上邻肝脏,所以略低于左肾。从背部看,最下面的一根肋骨正好斜过左肾后面的中部或右肾后面的上部(图 1-1)。

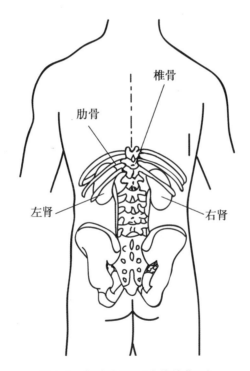

图 1-1　肾脏的位置(人体的背面)

　　2. 肾脏大小　各人有所不同,一般来说,长 10~12cm,宽 5~6cm,厚 3~4cm,重 120~150g,正常成年男性肾脏较女性肾脏的体积和重量略大。

3. 肾脏结构　在切面上,肾实质可分为皮质和髓质两部分。肾皮质在浅层,占 1/3,约 1cm 厚,肾髓质位于深部,占 2/3。

皮质内的基本结构是肾小体,髓质主要由肾小管组成。组成肾脏结构和功能的基本单位为肾单位,包括肾小体和与之相连的肾小管。肾小体由肾小球和肾小囊组成。肾小管是细长迂曲的管道,具有重吸收和排泌功能。用显微镜看肾小球,由很多很细的毛细血管组成,用电镜看这些毛细血管,上面有许多孔洞,就像筛网一样。

4. 肾脏功能

(1) 生成尿液,维持体内水平衡:人体每日摄入水加上细胞代谢产生的水为 1.5~3.0L,可通过不同途径排出,但最主要的排出途径是尿液。因此,肾脏在维持人体水平衡中起主要作用。机体在新陈代谢过程中产生多种废物,随血液到达肾小球,经肾小球滤过后形成原尿,每日约 180L,在肾小管中经过重吸收和分泌等一系列处理,最终形成仅有 1.5L 左右的尿液,排出体外。根据体内水平衡的需要,每日尿液量波动范围可以很大。尿液进入肾盂后,再经过输尿管流入膀胱,当潴留到一定量时,就被排出体外。

(2) 排泄代谢产物,维持体内离子及酸碱平衡:血液经肾小球滤过形成的原尿中有钠、钾、氯、尿素、糖等物质,当流经肾小管时,营养成分如葡萄糖被全部重新吸收入体内,水(99%)、钠、钾、氯、碳酸氢盐等大部分被重吸收,对机体没用或有害的物质,如尿素、尿酸、磷酸根等仅少量被重吸收,肌酐不吸收;除重吸收外,肾小管和集合管还分泌与排泄一些物质,如尿中的氨,绝大部分由肾小管和集合管分泌,钾、氢离子也被分泌,最终形成了含代谢废物及一些离子成分的尿液。这是肾脏发挥的重要生理功能,即:①维持电解质(如钠、钾等)平衡;②排出人体新陈代谢过程中所产生的一些酸性物质,维持酸碱平衡;③排泄体内的废物、毒物和药物等。

(3) 内分泌功能:肾脏分泌肾素、前列腺素、激肽等,通过肾素 - 血管紧张素 - 醛固酮系统和激肽 - 缓激肽 - 前列腺素系统来调节血压。

肾脏分泌促红细胞生成素,刺激骨髓造血,对维持体内合适的血色蛋白水平至关重要。

维生素 D 在体内转化为 1 位、25 位均被羟化的 $1,25(OH)_2D$ 才具有调节钙磷代谢、骨健康的生理作用,其中 1 位羟化需要在肾脏完成。

另外,肾脏还是许多内分泌激素的降解场所,如胰岛素、胃肠激素等。当肾功能不全时,这些激素的半衰期明显延长,从而引起代谢紊乱。

　　上述肾脏结构中的任一部分无论受到何种原因的损伤,都会导致肾脏疾病,影响上述肾脏功能,从而或多或少的出现肾脏疾病的表现,如水肿、尿检异常或肾功能异常等。请一定保护我们的肾脏,远离各种肾损伤因素!

（甘良英）

（二）肾脏病，沉默的杀手

肾脏疾病被称为"沉默的杀手"，因为它经常毫无症状，但却对人们的生活质量产生重大影响。

1. 对于没有肾脏病的人们，生活中哪些方法可以降低发生肾脏病的风险八大"金科玉律"

（1）适当运动，保持健康和活跃。

（2）糖尿病患者保持血糖达标。

（3）监测血压，高血压患者控制血压达标。

（4）健康饮食，保持合适的体重（图 1-2）。

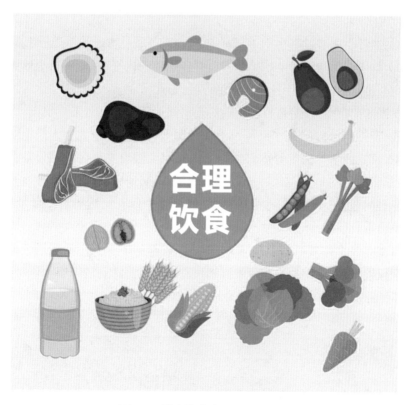

图 1-2　健康饮食有益于肾脏健康

（5）减少盐分摄入。

（6）维持健康液体摄入，建议每日饮水 1.5~2.0L。

（7）戒烟。

（8）不要滥用药物。

2. 对于肾脏病的高风险人群，定期进行肾脏相关检查

首先控制好血压，可以加用保护肾脏、降低蛋白尿的药物；合理饮食。

其次防治慢性肾脏病（chronic kidney disease，CKD）引起的并发症，包括维持水、电解质、酸碱平衡，心血管疾病的防治，纠正肾性贫血，防治肾性骨病和营养不良等。

当肾小球滤过率下降到一定程度时，毒素不能被充分排泄，在体内蓄积，蓄积的毒素可影响全身各个系统，引起患者不适。如果药物治疗不能纠正这些代谢异常就需要开始透析治疗。开始透析治疗对于患者本人及家庭影响十分巨大，开始透析治疗不能太早也不能太晚。

目前有一个肾脏病医师普遍认可的国际指南，这个指南在研究了大量的病例后建议：

（1）当肾小球滤过率小于 $10ml/(min \cdot 1.73m^2)$ 后可考虑开始透析治疗。

（2）如果靠药物治疗能维持营养良好和机体的内平衡，即使肾小球滤过率下降到上述标准也不急于开始透析治疗。

根据这个指南，开始透析治疗的指征仍然比较模糊。对于"到底什么时候开始透析对患者最好"这个问题没有一个明确答案。北京大学人民医院牵头我国 16 家三级甲等医院肾内科承担了国家卫生健康委员会一项公益行业基金，该基金的目的是要在保障患者生活质量、长期预后的前提下，寻找开始透析的最佳时机。这项研究将为揭示"到底什么时候开始透析对患者最好"提供重要启示。

肾脏是一个重要器官且应该被仔细照顾，健康的方式生活有助于降低疾病发生风险，及早发现和治疗肾脏疾病可以减缓或预防病情进展。

（王　宓　赵新菊　左　力）

（三）患者何时该到肾内科就诊

在医学分科越来越精细的今天,很多患者在就诊时常遇到这样的问题:我应该看哪个科呢? 为了帮您解决看病中的这种困扰,我们今天就向您简要介绍一下哪些症状提示您可能需要到肾内科就诊以及我科目前的诊疗范围。

肾脏内科诊治的疾病概括来说就是肾实质性疾病,也就是各种"肾炎""肾病综合征"、肾衰竭以及尿路感染。作为患者,当您出现以下症状时,建议及时到肾内科就诊:①血尿:包括体检发现的尿红细胞增多以及肉眼可见的血尿;②尿中泡沫增多:这一症状多提示蛋白尿,建议您及时就诊;③水肿:尤其是双眼睑水肿和双下肢对称性水肿的患者;④血肌酐升高:任何情况下的血肌酐升高都应及时就诊查找原因,以便进行相应的治疗;⑤尿频、尿急、尿痛:这些症状常提示存在尿路感染。

以北京大学人民医院肾内科的医生为例,医生对各类常见及疑难肾脏疾病的诊治具有丰富的经验,能够独立开展肾脏病诊治必须的肾穿刺活检及肾脏病理诊断。目前,肾内科门诊设有针对各种常见肾炎、肾脏病的专业随访门诊,也有针对 CKD 患者进行规范的一体化诊治的 CKD 专业随访门诊。同时,北京大学人民医院肾内科拥有管理规范的高质量的血液透析中心和腹膜透析中心,可以为准备行腹膜透析或血液透析治疗的 CKD 患者,以及存在各种透析相关并发症的患者提供相应的诊治建议。

（燕　宇）

（四）"肾虚"是肾脏病吗

经常有人认为自己"肾虚"而到肾内科门诊就诊，但是相关检查显示其没有肾脏病。也有一些患者，本身有"肾脏病"，但一直按"肾虚"治疗，以致延误了"肾脏病"的治疗。到底"肾脏病"和"肾虚"是什么关系？

要解决这个问题，首先需要明确的是，中医所说的"肾"与西医所说的"肾"是有区别的。西医的"肾"只是一个器官，而中医的"肾"不完全是指肾脏器官，而是对一类生理功能的概括，几乎涵盖了西医学中内分泌系统、生殖系统、泌尿系统、运动骨骼系统和呼吸系统的诸多环节。

中医的"肾虚"与西医的"肾脏病"也是两个完全不同的概念。"肾虚"是中医辨证产生的概念，而不是疾病的名称，很多系统的疾病，从广义上讲都可能归为"肾虚"。而西医的"肾脏病"仅指肾脏器官的疾病和损伤，包括肾炎、肾病综合征、肾小管间质疾病、肾血管疾病和肾衰竭等内科性肾脏实质疾病，也包括肾脏结石、感染、肿瘤和创伤等外科性疾病。从临床症状看，"肾虚"常见表现包括腰膝酸痛、畏寒肢冷、失眠多梦、潮热盗汗、阳痿、不孕、浮肿、小便频数、余沥不尽、遗尿失禁、发脱齿摇、健忘耳聋以及动作迟缓等。"肾脏病"常见的临床表现多为尿液异常（包括血尿、蛋白尿）、水肿、尿量异常、夜尿增多、伴或不伴高血压、肾功能减退等。

"肾脏病"最常见的表现是尿液异常（图1-3）。通过规范的留取清洁中段尿，做尿常规检查可以很容易地发现血尿、蛋白尿，因此建议体检时均应做尿常规检查。"肾脏病"另一个常见的症状是水肿，多发生于眼睑部位，以晨起为著；还可见于下肢，长期卧床的患者还可见于腰骶部等下垂部位，多为可凹性水肿（即用手指按压后出现不易恢复的皮肤凹陷），以夜晚为著。正常人每天的尿量为1 500~2 500ml，大部分尿

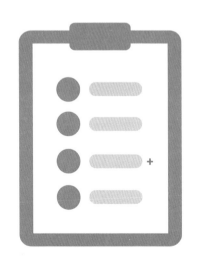

图1-3　"肾病"最常见的表现是尿液异常

量异常患者以尿量减少为主,甚至发生少尿(24小时尿量<400ml)或无尿(24小时尿量<100ml)。"肾脏病"尿量的改变还包括夜尿增多,其定义是指夜间尿量大于750ml或夜间尿量大于白天尿量,而不是排尿次数的增多。

"肾脏病"患者易合并高血压,对于新发的高血压患者均应进行尿液、肾功能等相关检查排除肾脏疾病导致的高血压,尤其是那些没有高血压家族史及高血压发病过早(<40岁)或过晚(>60岁)的患者。各种肾脏病的进展会导致肾衰竭,包括化验指标显示血肌酐、尿素升高,肾小球滤过率下降。患者早期可没有任何自觉症状,但随着血肌酐水平的升高和肾小球滤过率的下降,会逐渐出现纳差、恶心、呕吐等消化系统症状;乏力、面色苍白、心慌、气短等贫血症状;胸闷、憋气、喘憋、不能平卧、血压进行性升高等心血管系统症状;还可以出现皮肤瘙痒、手足感觉异常、骨痛、易骨折、感染等情况。

通过上述介绍可以看出,中医的"肾"和西医的"肾"是不同的,"肾虚"也不等于"肾脏病",但两者之间又存在交叉。"肾脏病"可能是中医"肾虚"的表现,也可能不是。同样,"肾虚"者可能有"肾脏病",但是更多的并不是"肾脏病"。因此,希望大家能够正确地认识"肾虚"和"肾脏病"这两个概念,出现上述"肾脏病"症状时能够及时就诊,以便早期发现、早期诊断、早期治疗"肾脏病",减少肾衰竭的发生,切不可随意"补肾"。同时对于没有"肾脏病"症状的所谓"肾虚"人群,也不必总是怀疑自己有"肾脏病"而给个人和家庭带来不必要的物质和精神负担。

(燕 宇)

（五）这些病不该去肾内科

得了肾脏病,不是都要去肾内科就诊。选择正确的首诊科室,有利于对疾病的诊断和治疗(图 1-4)。下面介绍一下哪些疾病不该去肾内科就诊。

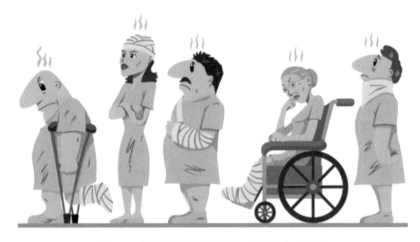

图 1-4　选择正确的首诊科室有利于疾病诊治

1. 泌尿系结石　泌尿系结石是泌尿系的常见病,结石可见于肾、膀胱、输尿管和尿道的任何部位,但以肾与输尿管结石为常见,临床表现因结石所在部位不同而有异。肾与输尿管结石的典型表现为肾绞痛与血尿,在结石引起绞痛发作以前,患者没有任何感觉,由于某种诱因,如剧烈运动、劳动、长途乘车等,突然出现一侧腰部剧烈的绞痛,并向下腹及会阴部放射,伴有腹胀、恶心、呕吐、程度不同的血尿;膀胱结石主要表现是排尿困难和排尿疼痛。泌尿系结石的诊断最常用的方法是 B 超检查,可以发现 3mm 以上的结石。CT 的诊断结果准确率最高,但是费用偏高。如果确诊得了泌尿系结石,应该就诊于泌尿外科接受专科治疗。

2. 腰痛　腰痛是一个症状,不是一个独立的疾病,引起腰痛的原因是比较复杂的,肾脏疾病、风湿病、腰肌劳损、脊椎及脊髓疾病等均可导致腰痛。出现持续且不明原因的腰痛时,不要掉以轻心,应尽快到医院确诊,避免某些严重疾病的发展。需要指出的是,一般肾内科疾病如肾炎综合征、肾病综合征、急慢性肾功能不全等,能导致腰痛的较为少见。

3. 肾囊肿　肾囊肿是成年人肾脏最常见的一种结构异常,可以为单侧或双侧,一个或多个,直径一般 2cm 左右,也有直径达 10cm 的囊肿,多发于男性。随着年龄的增长,发生率越来越高。由于单纯性肾囊肿多无症状,对肾功能和周围组织影响不大,因此不需治疗,只要 6 个月到 1 年随诊;如果囊肿直径较大,超过 5cm 或产生周围组织压迫症状,引起尿路梗阻,则需要就诊于泌尿外科,行囊液抽吸术并囊内注射硬化剂;如果囊肿巨大,直径超过 10cm 则可能需要手术治疗。只有当肾囊肿影响到肾功能,导致肾功能不全时,需要就诊于肾内科,进行 CKD 治疗。

4. 泌尿系肿瘤　泌尿系肿瘤可发生于泌尿系统任意部位,包括肾、肾盂、输尿管、膀胱、尿道肿瘤。一经确诊,需立即就诊于泌尿外科,行专科治疗。

（刘爱春）

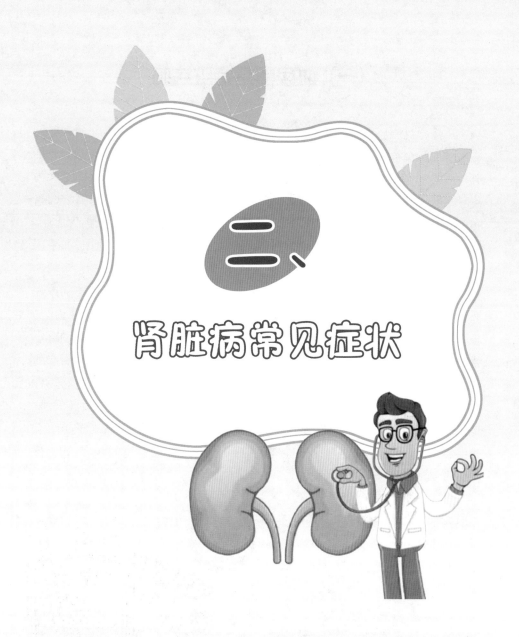

二、

肾脏病常见症状

（一）血尿都是肾脏病吗

在肾内科门诊经常有患者拿着化验单问医生："医生，我血尿很长时间了，严重吗？是不是要肾衰竭了？"要回答这个问题，我们先看一下血尿是怎么回事。血尿是泌尿系统的常见临床症状，可以由多种原因引起。血尿的定义为新鲜尿液经离心沉淀，在显微镜下检查，如果红细胞计数≥3个/高倍镜视野，或每小时尿液红细胞计数>10万个，均提示尿中红细胞异常增多，称为血尿。如果尿液外观颜色正常，仅在镜检时发现红细胞增多，称为镜下血尿；如果尿液呈红色、洗肉水色，称为肉眼血尿。

血尿是各种肾小球疾病包括某些肾小管、肾间质疾病都会出现的临床表现，如急性肾小球肾炎几乎均有肾小球源性血尿，部分患者可出现肉眼血尿。血尿常常为起病的首发症状和患者就诊的原因。临床上血尿可以由各种肾小球疾病引起，也可见于其他疾病引起的尿路出血。因此，辨别不同疾病引起的血尿在临床上有非常重要的意义。血尿的分类及病因：①肾小球源性血尿：各种肾小球疾病引起的血尿；②非肾小球源性血尿：包括全身疾病如血液病、抗凝药过量以及泌尿系统疾病如尿路感染、结石、结核、肿瘤及血管畸形等引起的出血，尤其是老年人出现无痛性肉眼血尿，应警惕泌尿系统的肿瘤；③遗传性疾病：Alport综合征、薄基底膜肾病、多囊肾等。

血尿是肾脏病的常见症状，需要鉴别的疾病较多，首先要明确是否存在真正的血尿，即排除药物、食用色素等引起的尿色异常（图2-1）。例如某些食物（如甜菜、食物色素）和药物（如利福平、磺胺、酚红、苯妥英钠等）可致尿色发红，尿潜血检测阳性，但尿沉渣检查无红细胞。血红蛋白尿和肌红蛋白尿时，虽然尿色发红，但尿沉渣镜检无红细胞。

排除假性血尿后要判断血尿

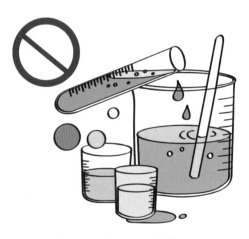

图2-1　红色尿不一定是血尿

的来源和病因。因此,如果血尿的患者来肾内科门诊就诊,医生会做以下检查,判断血尿来自哪里:①尿相差显微镜检查:了解尿中红细胞的形态,初步判断红细胞的来源;②B超了解有无肾积水、肾结石、肿瘤等;③必要时会做泌尿系统平片了解肾脏大小、外形和位置,有无阳性结石;④凡疑有肾、输尿管、膀胱病变或不能解释的泌尿系统症状可做肾脏的计算机断层扫描(computed tomography,CT)或磁共振血管成像(magnetic resonance angiography,MRA)检查,判断有无结石、尿路梗阻或肿瘤,观察肾盂肾盏的情况等。

最后,如果排除了肿瘤、结石等泌尿外科的一些疾病,持续的镜下血尿多由肾小球疾病引起,临床上称之为隐匿性肾小球肾炎,这种情况大多数是良性过程,患者不要太焦虑,不需要过多吃药及听信一些所谓的偏方,应定期化验检查,一般每年1~2次尿检及血液检查,观察尿常规中有无蛋白尿及肾功能的变化,定期监测血压。另外,有的患者担心长期镜下血尿会不会出现贫血?一般来说,1L尿液中有1ml血液才可以出现肉眼血尿,人体每天都有新的红细胞生成,因此单纯镜下血尿不会造成贫血。建议患者在生活中尽量避免各种可能导致或加重肾脏损伤的因素,包括尽量预防感染,避免过度劳累,尤其是避免应用有肾损害的药物;但是一旦发生感染,也应及时积极治疗,治疗时避免肾毒性药物的应用。

(韦　洮)

（二）尿中泡沫增多与蛋白尿

尿中泡沫多是蛋白尿吗？相信很多人都遇见过这种情况,针对大家心中的疑问,这里给大家讲解一下。

正常人的尿液在排出体外时难免会产生一些泡沫,这是很正常的现象。尿液中含有一定量的有机物质和无机物质,这些物质会使尿液张力变得较强,因此会冲起泡沫。另外,喝水较少或者小便时角度和速度的差别也会产生一些泡沫。

有些时候尿中泡沫增多的确是因为出现了蛋白尿,但出现蛋白尿不代表一定得了肾脏病。产生蛋白尿的一种情况是暴饮暴食,一次性吃了太多的含有蛋白质的食物。部分人因为剧烈运动、情绪波动、长久站立等行为,也会出现短暂性的蛋白尿。因此,从这些因素考虑,平时出现的泡沫尿可能是正常现象,不用大惊小怪。

当然,有些人出现了蛋白尿确实是肾脏出现了问题,这里教大家一个简便的辨别方法。如果尿液表面漂浮着一层细小的泡沫,并且长时间不消失,那么

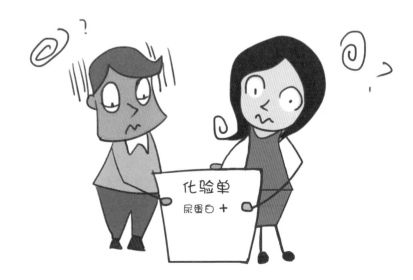

图 2-2　医院化验能尽快确认尿中蛋白是否增多

可能就是蛋白尿了,这也提示肾脏可能出现了问题,当事人最好去医院检查确认一下。还有一种现象是小便后有大量较大的泡沫存在,或者是尿中泡沫消失后仍会看见一些气泡从尿中不断上冒,这可能是肾脏疾病造成尿中胆红素、蛋白质含量升高造成的,如果出现了这种现象,当事人也应该及时到医院进行检查确认。

最后,给大家总结一下:尿中泡沫多,并不能代表着就是蛋白尿,我们要分情况而定,建议大家及时到医院通过检查来确认(图 2-2)。

（刘爱春）

（三）认 识 水 肿

水肿是肾脏病的常见临床表现之一，很多 CKD 患者在病程中出现过或轻或重的水肿。水肿是如何发生的？哪些疾病可以引起水肿？出现水肿后应当注意些什么？带着这些问题，我们一起来认识一下水肿。

1. 什么是水肿　水肿是指人体组织间隙有过多的液体积聚使组织肿胀，当用手指按压水肿部位时，被压处通常会出现一个凹陷，称为可凹性水肿。当过多的液体积聚在体腔时则称为积液，如我们经常听到的胸腔积液（又称胸水）、腹腔积液（又称腹水）、心包积液等。

2. 水肿是如何发生的　在正常人体中，血管内液体不断地从毛细血管滤出至组织间隙成为组织液，同时组织液又不断地经毛细血管回吸收入血管中，这两个过程经常保持动态平衡。在某些疾病状态下，这种平衡被打破，导致组织液的产生大于回吸收，这时就会发生水肿。

3. 引起水肿的原因有哪些

（1）肾源性水肿：见于各种肾小球肾炎、肾病综合征和肾功能不全。肾小球的滤过率下降会引起肾脏排水功能减弱，过多的水分积聚在体内引起水肿。当患者尿蛋白量较大时，血液中的蛋白大量丢失，血浆的胶体渗透压下降，水分会外渗到组织间隙引起水肿。肾性水肿的特点：水肿首先发生在组织疏松的部位，两侧对称，如眼睑或颜面部、足踝部，以晨起为明显，严重时可以累及下肢及全身。肾性水肿的性质是软而易移动，临床上呈现凹陷性浮肿，即用手指按压局部皮肤可出现凹陷。

（2）心源性水肿：心力衰竭时，静脉血液回流到心脏的过程发生障碍，血管内压力增高，水分渗出到血管外的组织间隙导致水肿。

（3）肝源性水肿：肝硬化时，由于肝脏合成蛋白减少、门静脉压力升高等原因，患者也可以出现水肿，甚至产生大量腹水。

（4）营养不良性水肿：慢性病的消耗或长期营养缺乏可以导致血浆中的蛋白水平严重下降或维生素 B_1 缺乏，发生水肿。

（5）其他原因：某些内分泌疾病如甲状腺功能减退症、结缔组织病如硬皮病、药物如糖皮质激素等也可引起水肿。

4. 水肿应该如何治疗

（1）水肿较重时应卧床休息，保持低盐饮食，限制水的饮用：此处所说的"水"不仅指我们的日常饮用水，还包括粥、水果、蔬菜等含水较多的食物。

（2）治疗引起水肿的疾病：水肿只是上面提到的疾病的一个表现，把引起水肿的疾病控制住了，水肿自然就能好转。因此，通过各种化验检查明确引起水肿的原因非常重要。

（3）利尿消肿：严重的水肿会引起各种不适，甚至影响心肺等重要器官的功能，因此，在治疗基础疾病的同时需要消肿。目前最常用的消肿药物是利尿剂，但长期应用利尿剂会引起体内钾、钠、氯等电解质的紊乱，因此，对于肾脏病患者来说，利尿剂只能作为对症治疗的一种药物短期应用。另外，尿毒症患者由于肾脏产生尿液的功能很差，利尿剂往往不能起到很好的效果，此时则可能需要通过透析清除体内过多的水分。

（梁耀先）

（四）我为什么会腰痛

腰部是指身体胯上胁下的部分,腰痛即指此部位的疼痛。腰部的正中间是脊柱。腰部从外往里分别是皮肤、皮下组织、肌肉和位于腹后壁的肾脏。肾脏被包在一层延展能力很弱的筋膜内,位于腹膜后,紧贴着后腹壁。左肾在第一腰椎旁,右肾位置略低于左肾。

此部位的任何组织或器官的病变均可引起腰痛,并不一定是肾脏疾病。①皮肤和皮下组织的疾病容易识别,例如皮肤的感染或外伤;②脊柱、韧带、肌肉的疾病往往跟体位有明确的关系,如弯腰工作一段时间直起腰来时感到的腰痛,某一种体位时腰痛而另一个体位则疼痛明显减轻或消失,平卧位时疼痛减轻或消失而站起来疼痛出现或加重。

当患者因腰痛就诊时,医生往往要询问一些腰痛的伴随症状以帮助判断引起腰痛的原因:①患者腰痛并感到疼痛向下肢放射,就是说感觉到疼痛向腿部放射,这种情况往往是腰椎病变,例如腰椎间盘突出,突出的腰椎间盘压迫到了从脊柱伸出的神经根,疼痛顺着神经根放射到腿部;②患者腰痛同时伴有妇科异常,例如白带异常等,可能是妇科疾病导致的腰痛。医生也会进行一些体格检查帮助鉴别诊断:如果疼痛部位有压痛,往往是局部的皮肤、皮下组织、肌肉或韧带的病变;如果疼痛部位无压痛,医生会将一只手掌轻放于疼痛部位,然后用另一只手轻叩击疼痛部位,如果疼痛加重,往往是脊柱或内脏疾病。

大多数肾脏疾病并无腰痛,以腰痛来就诊的"肾脏病"很少真正是肾脏病。只有少数几种情况的肾脏病会有腰痛:①肾脏或肾盂的急性细菌性炎症:此时患者往往有发热,如果细菌是从尿道逆行上升到肾盂或肾脏,则患者往往合并排尿不适,包括总想排尿、排尿急迫和排尿时感到小肚子痛,医生在轻轻叩击肾脏部位时患者感到疼痛加重;②肾盂或输尿管结石:尤其是输尿管结石,结石卡在输尿管中,导致输尿管痉挛,从而出现疼痛;输尿管痉挛可导致患者剧烈疼痛,可为腹痛,并向大腿根部放射;③急性肾炎、急性肾炎综合征或急进性肾炎:属于急性免疫性炎症,当肾脏发生急性免疫性炎症时,肾脏会因为水肿或免疫细胞浸润而快速涨大,但肾脏外面的筋膜的延展能力很弱,这样筋膜腔内的压力会增大,部分患者会感到腰部不适、酸痛;因为筋膜腔内的压力不随体位变化而改变,所以这种情况的腰痛不会随体位的变化而减轻或加重,或站或坐,疼痛的程度不变;但叩击时腰部疼痛或不适感加重;④除了急进性肾炎,还有其他病因引起的急性肾衰竭,肾脏也会快速肿大,部分患者也会感到腰部不适,叩击时不适加重。

慢性肾炎等疾病时,因为肾脏大小不变或者缓慢变小,不会牵张肾脏外面的筋膜,因此没有腰痛、腰酸、腰部不适的感觉。有的疾病会导致肾脏肿大,但是肾脏肿大过程十分缓慢,肾脏外面的筋膜被缓慢地逐渐牵张,患者同样感觉不到腰部不适,例如糖尿病、多囊肾病等。

腰痛会引起患者警惕并很快就诊。问题是大多数肾脏病并无腰部不适,这就是肾脏病不容易被发现的原因。其实只要做个尿试纸条检查,肾脏病是很容易被发现的。因此,如果发生腰痛,要及时到医院就诊,通过化验检查明确腰痛的原因,根据原因相应地予以治疗。

（左 力）

（五）尿频、尿急、尿痛，怎么办

尿频、尿急、尿痛是膀胱、尿道受刺激的症状，称"膀胱刺激征"，或称"尿路刺激征"，是尿路感染（如肾盂肾炎、膀胱炎、尿道炎等）的最典型症状（图 2-3）。健康人日平均排尿次数为 4~6 次，夜排尿次数 0~2 次，超过上述次数称为尿频。尿急是指尿意一来，立刻排尿。尿痛是指排尿的当时，尿道及会阴区疼痛或烧灼感。

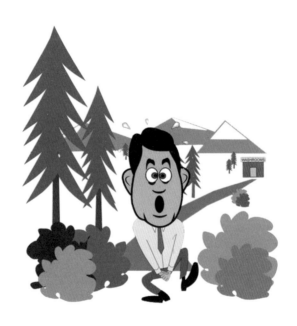

图 2-3　尿道刺激征 - 尿频、尿急、尿痛

尿路感染常见于育龄期妇女、老年人、免疫力低下及尿路畸形者。根据感染发生部位分为上尿路感染和下尿路感染，前者系肾盂肾炎，常有发热、寒战、恶心、呕吐、全身酸痛、腰痛等伴随症状；后者包括膀胱炎及尿道炎。

一旦出现尿频、尿急、尿痛的症状，医生会建议你做哪些检查呢？

1. 尿液检查

（1）尿常规：可有白细胞尿、血尿和微量 - 少量蛋白尿。

（2）尿培养：尽量在应用抗生素之前，留取清洁中段尿，做细菌培养及药物敏感试验。

2. 血液检查

（1）血常规：尿路感染时可出现白细胞分类计数升高及中性粒细胞升高。

（2）血沉：尿路感染时一般可见血沉增快。

3. 影像学检查

（1）X 线检查：对诊断肾脏大小、泌尿系统肿瘤、结石以及尿路畸形帮助较大，必要时进行 CT 和磁共振成像（Magnetic Resonance Imaging，MRI）检查。

（2）B 超检查：对诊断肾积水、泌尿系统结石、前列腺肥大、肿瘤及测量肾脏大小有帮助。

（3）静脉肾盂造影：对诊断尿路畸形、慢性肾盂肾炎有明确意义。尿路感染急性期不宜做此检查。

该如何治疗呢？

（1）应尽快去医院做中段尿常规检查，确诊尿路感染后根据病情使用抗生素治疗，必要时可根据尿培养和药敏试验选择敏感抗生素。

（2）注意休息，避免劳累，不要着凉。

（3）多饮水以增加尿量，保持每天尿量在 2 000ml 以上，这样既可以冲洗和清洁尿道，又能将药物的代谢产物排出体外，降低药物毒性。

（4）要注意个人卫生，避免反复感染。

（刘爱春）

（六）肾囊肿是怎么回事

随着健康体检的普及,许多人发现自己患上了肾囊肿(图 2-4),那么肾囊肿是什么疾病? 应怎么处理它呢?

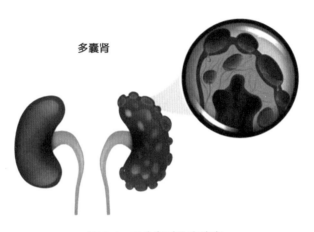

多囊肾

图 2-4　正常肾脏和多囊肾

肾囊肿性疾病是一组比较常见的疾病,包括先天性或遗传性及非遗传性肾囊肿性疾病两大类。先天性或遗传性肾囊肿常见的类型有髓质海绵肾及成人型多囊肾,非遗传性肾囊肿性疾病的常见类型为获得性肾囊肿和单纯性肾囊肿。髓质海绵肾是一种先天性肾脏发育异常性疾病,通常表现为肾钙质沉着或肾结石、肾小管功能障碍、髓质集合管囊性扩张及尿路感染等,此病目前仍无有效的根治方法,仅能进行并发症的预防和治疗。成人型多囊肾是一种常见的遗传性肾脏疾病,多为常染色体显性遗传性疾病,发病率为 0.1%;后代中男、女均可发病且机会相等,即每个子代均有 50% 的机会患病,连续几代均可以出现患者;大多数在 40 岁左右出现症状,可同时伴有肝、脾、胰、肺等脏器囊肿、心脏瓣膜异常及脑血管畸形;约 50% 的成人型多囊肾患者在 60 岁之前出现肾衰竭。后天获得性肾囊肿常见于慢性肾衰竭的血液透析或腹膜透析患者,尤其在透析 5~10 年以上的患者中常见。

单纯性肾囊肿是最常见的肾囊肿性疾病,因无明显症状多在体检时发现,发病率约为 10%，尤其多见于中老年，小儿少见。随年龄的增加而发病率增高，30~40 岁为 4%，而 60~70 岁为 19%，甚至更高。仅见 1 个囊肿者，称孤立性肾囊肿，囊肿内含有清亮琥珀色液体。若见 2 个以上囊肿，则称多发性肾囊肿。如果囊肿内有分隔，形成互不相通的小房者称多房性肾囊肿。囊肿内出血者，称为出血性囊肿；合并感染者称感染性囊肿；囊肿内含有大量胆固醇结晶者称含胆固醇结晶型肾囊肿；与肾盂肾盏相沟通的囊肿称为肾盂源囊肿。

单纯肾囊肿不是先天性或遗传性肾脏病，而是后天形成的良性病变，不是肿瘤。一般认为，单纯肾囊肿来源于肾小管憩室。囊肿的大小从小于 1cm 到超过 10cm，大小不等，多数小于 2cm，患者一般常无自觉症状，多于健康查体或患其他疾病行 B 超或 CT 检查时而发现。随着囊肿体积的增大，当囊肿直径大于 4cm 时可引起临床症状，表现为患者腹部或背部的胀痛，部分患者可因囊内大量出血导致囊肿膨胀、包膜受压，疼痛明显；继发感染时，患者还可伴体温升高及全身不适；囊肿巨大时，可触及腹部肿块，部分患者可引起高血压症状；另外还可造成肾盂、输尿管梗阻，从而引起感染甚至导致肾积水。肾囊肿患者常缺乏典型的临床症状，所以对该疾病的诊断主要依靠影像学检查手段，B 超可以作为首选检查方法。

有人对单纯性肾囊肿患者随访 10 年发现，随着年龄增长，肾囊肿发生率增加，年平均大小增加 1.6mm，年平均扩大比率为 3.9%。对于单纯性肾囊肿直径在 4cm 以下时可以先不用处理，每 6~12 个月定期行 B 超检查，观察囊肿的变化。目前一般认为，囊肿直径大于 4cm，有腰痛、血尿、反复感染、肾实质或肾盂肾盏明显压迫，以及高血压、肾下极囊肿压迫输尿管导致梗阻及疑有恶变等时需要治疗。目前得到公认的治疗方法是肾囊肿去顶减压术，尤其是经腹腔镜肾囊肿去顶减压术，具有损伤小、康复快、住院时间短、并发症少等优点，易于为患者接受。手术治疗的目的是消除囊肿对肾实质的压迫，减轻或消除患者症状，提高患者的生活质量，延缓肾功能损害进程。另外也可根据患者的具体临床情况在 B 超或 CT 引导下行肾囊肿穿刺硬化治疗，该方法具有操作简便、创伤小、恢复快等特点，缺点是其远期复发率仍然较高。

（蔡美顺）

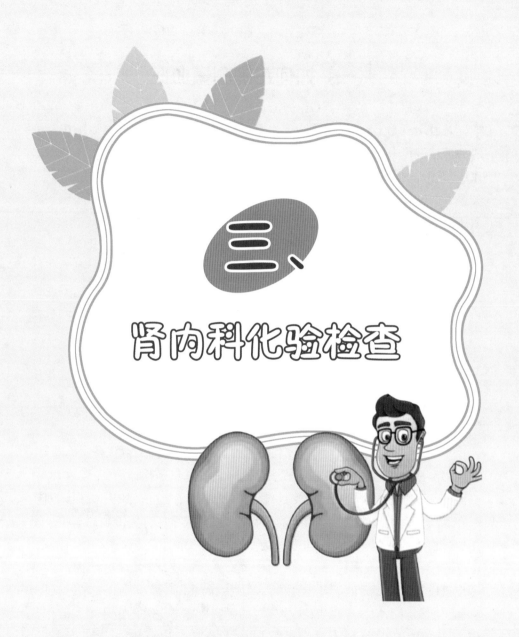

三、

肾内科化验检查

（一）如何正确测量血压

高血压既是 CKD 的重要病因也是其常见并发症,规律监测血压在肾脏病的治疗过程中具有重要意义。血压测量可分为诊室血压、动态血压和家庭血压,其中,收集准确的家庭血压数值是 CKD 患者自我管理的一项重要内容。如今不少患者家中都有血压计,方便自行测量血压,可是您是否掌握了正确的血压测量方式? 下面我们就血压测量的相关知识做一下简单介绍。

目前常用的血压计主要有以下三类:

1. 传统的水银柱(汞柱)式血压计　有台式、立式两种。使用此类血压计测得的血压结果可靠,在医疗机构广泛应用。但此类血压计体积稍大,不便携带,且水银易外泄、挥发,需要定期校验。没有经过专业培训,较难掌握测量技术,因而在家庭血压测量中使用率偏低。

2. 气压表(弹簧)式血压计　利用气压泵操作测压,体积小,携带方便,且无水银外泄的缺点,但随着应用次数的增多,会因弹簧性状改变而影响结果的准确性,所以需要定期与标准的水银柱式血压计进行校准。目前此类血压计已不多见。

3. 电子血压计　电子血压计利用电子压力、搏动传感器(代替听诊器)识别压力和搏动信号,并以数字形式表达出来。其优点是操作简便、读数直观,只需按一下按钮就会自动进行测量,目前广泛应用于家庭;但电子血压计同样存在着误差率高的缺点,也需经常以标准水银柱式血压计为准加以校正。家用电子血压计从测量方式上主要分为两种:一是臂式,二是腕式,这两种电子血压计,对于健康人来讲都适用。但要特别说明一点,腕式的电子血压计,不适用于血液循环障碍的患者;糖尿病、高血脂、高血压等疾病会加速动脉硬化,从而引起患者末梢循环障碍,这些患者的手腕血压与上臂的血压测量值相差较大,建议这些患者和老年人选择臂式电子血压计。

CKD 患者怎样才能够得到标准的家庭血压数值呢? 以臂式电子血压计为例,测量血压时需要注意以下几点:

(1) 测量前应安静休息 5 分钟,以消除紧张、疲劳对血压的影响。如果需要连续测量,建议间隔时间为 2~5 分钟。

（2）患者取坐位，或者卧位，测压时应裸臂或穿一件内衣，不要多件衣袖上卷或隔着几层衣服测量。建议每次测量都选择相同的体位，以便多次测量的血压数值做纵向比较。

（3）袖带缠绕应高于肘弯部横纹线上 1~2cm，在肘横纹内侧上方找准动脉搏动点，将压力传感器（包在袖带内与橡皮管相连的一个圆形部件）对准此搏动点，并保持与心脏同一水平进行测压。

（4）对于标准体重的患者血压计袖带的长度应达到 35cm 或更长，确保能完全缠绕上臂 1 周，袖带宽为 12~13cm，这时测得的血压与动脉内直接测值最接近。如果是肥胖患者，建议使用的袖带宽度为 15~16cm。如果上臂围过小，建议使用袖带宽度更小的血压计，以获得准确的血压数值。

（檀　敏）

（二）怎样正确留取尿液标本

小刘急急忙忙地赶到医院肾内科就诊,原来她拿到单位的体检报告后发现自己的尿检不正常,非常担心。她焦急地询问医生:"医生,我没有什么不舒服,以前每年查尿也没什么问题,怎么这次做的尿常规有这么多白细胞和上皮细胞,还有黏液丝,我这是得了什么肾脏病吗？严不严重？"医生在询问了小刘留尿的过程后发现她留取尿液标本的方法不对,请她按照正确的方法重新留取标本后复查的结果完全正常。小刘这才松了一口气,"原来留尿的方法这么重要,以后可要注意了。"

的确,尿液检查是肾脏疾病诊断、治疗和判断预后的重要依据,数据必须真实可靠,正确留取尿标本是其中的关键步骤之一。留取尿液标本,听起来很简单,但是,您知道如何留取才是正确的吗？对于不同的尿液检查,其留取尿标本的方法也有不同的要求(图3-1)。下面就分门别类地为您进行介绍。

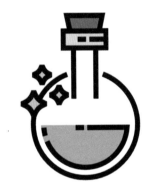

图 3-1　怎样正确留取尿标本

1. 尿常规　清洁外阴或尿道口后留取清洁中段尿 10ml,清晨第一次尿最好,留取的尿液应在 2 小时内化验。

注意事项:

（1）尿标本必须清洁:女性要清洁外阴,勿混进白带。如尿沉渣中有大量多角形上皮细胞,则可能为混入白带所致,宜留取清洁尿标本重检。男性患者也最好能清洁尿道口周围,避免将前列腺液等混入尿液中。

（2）留取中段尿:收集尿液时,要留取中段尿,即开始的一段和最后的一段都不要。按排尿的先后顺序,可将尿液分为前段、中段和后段。因前段尿和后段尿容易被污染,因此,做尿常规和尿细菌学检查时,一般都留取中段尿,具体方法是:开始排尿时快速数 1、2、3 后再用尿杯接取尿液。尿常规检查时,尿液不少于 10ml。

（3）晨尿最好：因为夜间饮水较少，肾脏排出到尿液中的多种成分都储存在膀胱内并进行浓缩，提高阳性检出率，所以晨尿最好，但随机留取尿液也可以。

（4）及时送检：作尿常规检查要用清洁容器留取新鲜尿标本及时送检，尿标本放置时间过长会有葡萄糖被细菌分解、管型破坏、细胞破坏等问题出现，影响检查结果的准确性。

2. 相位差镜检红细胞　清洁外阴或尿道口后留取新鲜的中段尿（1 小时内送检）10ml，一般建议留空腹晨尿，尽量与前一次排尿间隔 4 小时以上。有肉眼血尿时可留随机尿。

3. 24 小时尿蛋白定量、24 小时尿钾钠氯　留取 24 小时全部尿液（如果拟于当日早 8 点至次日早 8 点留标本，则应该在当日早 8 点小便一次，此次尿液丢弃不保留，此后每次尿液均留在同一容器中，直至次日早 8 点时，再小便一次，此次尿液要留取并混入已留取的全部尿液中，留取尿液的容器要放置在阴凉处），准确测量全部尿液的总量，将毫升数写在化验单上，将全部尿液在同一容器中混匀，取 10ml 送检。

注意事项：

（1）24 小时尿检查不得与其他项目同一日检查。

（2）留尿期间要求正常饮食、饮水，勿暴饮暴食，以免影响 24 小时尿总量。

（3）任何清洁的容器都可以用于收集尿液，但一定要洗刷干净，不能随便拿一个瓶子就留尿送检，留尿的容器也不可残留肥皂或其他洗涤剂，这样会影响检查结果。

4. 肌酐清除率　留取 24 小时全部尿液，留取及记录方法同 24 小时尿蛋白定量。送检尿液当天空腹抽血查血肌酐。

5. 尿白细胞分类、尿蛋白分子量测定（即尿蛋白电泳）、尿微量白蛋白 / 肌酐　随机留取清洁中段尿 10ml 即可，晨尿或非晨尿均可。

6. 肾小管三项、尿 β2- 微球蛋白　留取清洁中段尿 10ml，一般要求不要留晨尿。

7. 禁水 12 小时尿渗透压　留标本前一晚 8 点以后不能进食及饮水，之后正常小便，次日晨 8 点（即禁食水 12 小时后）排净尿液，继续禁水禁食，之后留取尿液 10ml 送检。直至留取标本后方可进食及饮水。

8. 中段尿培养　需领取无菌容器，清洗外阴或尿道口后留取清洁中段晨尿，留尿前最好停用抗生素至少 3 天。

注意事项：

(1) 尿标本必须清洁,留取标本前应充分清洁外阴部、包皮及尿道口,并取中段尿。

(2) 应留取清晨第一次尿,保证尿在膀胱内停留 6~8 小时。

(3) 尿液必须直接尿入无菌容器内,不可接触其他任何容器。

(4) 尿标本必须新鲜,放置过久易造成污染或细菌繁殖从而出现假阳性结果。

(5) 应用抗生素时最好停药至少 3 天再做尿细菌培养,否则会造成假阴性。

9. 尿酸化功能　留取标本前先要领取化验所需专用容器(内有石蜡油),送检空腹晨尿 50~100ml。留尿前 3 天不宜服酸性或碱性药物及饮料。

10. 尿 M 蛋白(即尿免疫固定电泳)　留取清洁中段晨尿 10ml。

需要强调的是,女性月经期不要留取任何尿液标本,最好能避开经期前后 3 天,也就是说所有尿液标本均应在月经彻底干净 3 天以后留取。

（王　宓）

（三）如何解读肾功能指标

在常规检查或体检中,肾功能的检查通常包括血肌酐、血尿素和血尿酸。那么,这些指标的升高或降低意味着什么? 是否检查数据正常就说明肾功能良好,超出正常范围就意味着肾功能出问题了呢?

肾功三项只是表示肾功能状态的线索,它主要反映肾小球的滤过功能。相对于临床而言,体检中对于肾功能的检查项目较少,但其操作简便,可用于肾功能情况的初筛。

1. 血肌酐结果正常也不能大意　肌酐是肌肉在人体内代谢的产物,每20g 肌肉代谢可产生 1mg 肌酐。血中肌酐有外源性和内源性两种,外源性肌酐是肉类食物在体内代谢后的产物,内源性肌酐是体内肌肉组织代谢的产物。在肉类食物摄入量稳定,身体的肌肉代谢又没有大的变化时,肌酐的生成就会比较恒定。在外源性肌酐摄入量稳定的情况下,血中肌酐的浓度取决于肾小球滤过能力,当肾实质损害,肾小球滤过率下降至正常人的 1/3~1/2 时,血肌酐浓度才会明显上升,故测定血肌酐浓度可作为肾小球滤过率受损的指标。

血肌酐的敏感性较血尿素好,但并非发现肾小球滤过功能下降的早期指标。也就是说,血肌酐值正常不能表示肾功能正常,因为肾小球滤过功能轻度下降时血肌酐并不升高;但如果血肌酐值明显升高,基本可以判定为肾功能不正常。看到体检报告中血肌酐值在正常范围内,很多人会认为没事而忽略。其实,若血肌酐值在正常高限附近,就应该引起重视,尤其是当尿常规也有问题时,就更应该进一步找专科医生检查。血肌酐增高见于各种原因引起的肾小球滤过功能减退,如急性或慢性肾衰竭。肌肉健壮的人血肌酐水平可能会在正常值范围内偏高一些,这种情况不需过分担心,定期监测即可;而老年人、消瘦者由于肌肉含量少,血肌酐基础水平较低,因此此类人群一旦血肌酐偏高,就要警惕是否出现肾功能减退。

2. 血尿素升高或许只是蛋白吃多了　尿素是蛋白质代谢的产物,尿素的生成量取决于饮食中蛋白质摄入量、组织蛋白质分解代谢及肝功能状况。尿素主要经肾小球滤过随尿排出,正常情况下 30%~40% 被肾小管重吸收,肾小管有少量排泌;当肾实质受损害时,肾小球滤过率降低,致使血尿素浓度增加,因此目前临床上测定的尿素可粗略观察肾小球的滤过功能。血尿素易受其他因素影响，单纯这一项升高不一定就是肾功能减退。血尿素增高常有如下原因：

（1）器质性肾功能损害：如各种原发性肾小球肾炎、肾盂肾炎、间质性肾炎、肾肿瘤、多囊肾等所致的慢性或急性肾衰竭。和血肌酐一样，肾功能轻度受损时，血尿素可无变化；肾小球滤过率下降至50%以下，往往才出现血尿素升高。因此血尿素测定同样不能作为早期肾功能指标。但对慢性肾衰竭，尤其是尿毒症，血尿素增高的程度一般与病情严重性一致。

（2）肾前性少尿：如严重脱水、大量腹水、心脏循环功能衰竭、肝肾综合征等导致的血容量不足、肾血流灌注不足等。此时血尿素升高，但肌酐升高不明显。经扩容后尿量多能增加，血尿素可自行下降。

（3）蛋白质分解或摄入过多：如急性传染病、高热、上消化道大出血、大面积烧伤、严重创伤、大手术后、甲状腺功能亢进和高蛋白饮食等会导致血尿素升高，但这些情况下血肌酐一般不升高。上述原因导致的血尿素升高在疾病得到治疗后可以下降。比如高蛋白饮食造成的血尿素升高，回家素食3天，再到医院检查，血尿素就降下来了。

3. 血尿酸持续高易致肾损伤　尿酸为体内核酸中嘌呤代谢的终末产物。血中尿酸除小部分被肝脏破坏外，大部分被肾小球过滤。血尿酸增高主要有三个原因：一是高嘌呤饮食；二是先天的内源性嘌呤产生过多；三是肾清除血尿酸减少。

肾功能不好的人，其排泄功能差，尿中排出的尿酸少了，血尿酸就会增高。另外一些人由于基因中缺乏某些嘌呤代谢相关的酶，产生的尿酸降解减少，血尿酸也会增高，这些患者肾功能不一定有问题，但尿酸持续增高会导致肾损伤。

4. 肾脏问题需专科医生综合分析　肾功三项只是一个线索，如要全面评估肾脏功能，仅通过血液生化查肾功三项是不够的。如果肾功三项出现异常，可以由专科医生根据患者具体情况，进一步选做其他相关检查：如尿常规及尿沉渣镜检、尿相位差镜检红细胞、24小时尿蛋白定量、尿渗透压、尿β2-微球蛋白、尿N-乙酰-β-D-氨基葡萄糖苷酶（NAG）、尿视黄醇结合蛋白、血及尿M蛋白、血白蛋白、泌尿系彩超及肾血管彩超等，最后由专科医生结合临床资料和其他检查结果综合分析，得出客观结论（图3-2）。

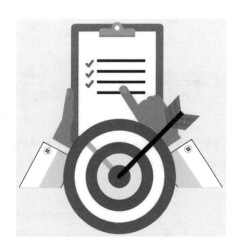

图 3-2　如何解读肾功能指标

（王宓　隋准）

（四）您了解肾穿刺活检术吗

肾穿刺活检术是肾内科常见的诊疗项目,使用特殊的穿刺装置,在 B 超引导下,从肾脏取出少量肾组织,供病理学检查和研究,从而协助肾脏疾病诊断,指导治疗(图 3-3)。

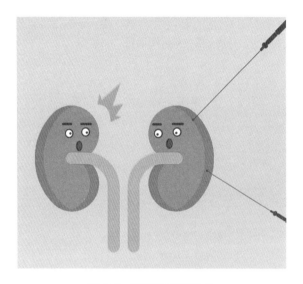

图 3-3　肾脏穿刺活检术

那么什么样的患者需要进行肾穿刺活检术呢? 简单来说包括血尿伴蛋白尿患者、显著蛋白尿患者(24 小时尿蛋白 >1g)、原因不明的肾功能受损患者、系统性疾病累及肾脏患者以及初次肾穿后,治疗效果不满意,需明确是否有病理类型变化的患者。

如果您恰好是这部分人群,肾内科专科医生还要评估您是否存在肾穿刺术的禁忌证,包括严重的出血倾向(凝血时间延长、血小板 $<80 \times 10^9$/L)、孤立肾、肾萎缩、重度高血压(160/100mmHg 以上)、肾脏活动性感染以及肾脏肿瘤位于拟穿刺处,并不能选择其他位置进行操作等。此外,若存在严重贫血的患者,需输血至血红蛋白达 80g/L 以上。若肾功能不全患者毒素水平较高,可在

术前行数次血液透析以降低毒素水平,减轻其对出凝血系统的不利影响,保证肾穿刺顺利进行。

经过评估、确认您可以进行肾穿刺活检术后,会通知您住院择期进行检查。现在不少患者都因为存在心脑血管相关疾病,会应用抗栓或抗凝药物,包括阿司匹林、氯吡格雷、华法林、低分子肝素等,入院时要及时跟住院医师沟通上述药物使用情况。为了减少出血风险,肾穿前1天需要停用低分子肝素,肾穿前5天停用抗血小板药。女性患者要关注月经周期,肾穿刺活检术需要避开月经期。

在肾穿前,您还需要练习憋气、床上排尿。肾穿顺利结束后,在家属的陪同下躺平车返回病房,回病房后医护人员会对您进行24小时心电监护,连续留3次尿常规。您要做的就是要坚持保证腰部绝对制动6小时,上、下肢可以适当活动;若情况允许,可以多饮水,多排尿;6小时后可在家属的帮助下翻身。大多数肾穿刺并发症发生在穿刺后8小时之内,但仍有3%可以发生在术后8~24小时甚至更晚。若无并发症出现,您可以在平卧24小时后下床活动。肾穿结束2周内也需尽量避免剧烈活动及震动。当然如果存在特殊情况,肾穿刺医师会根据您的情况,酌情调整医嘱。

总之,肾脏穿刺活检术在肾内科是非常常见的诊疗术之一。准备行该项手术的患者无须过度紧张,尽量放松情绪,积极和医护做好配合,以早日明确肾脏疾病的病理类型,从而指导治疗,评估预后。

（王伊娜）

（五）肾内科常见尿液检查

初到肾内科,患者们往往不清楚肾内科特有的检查,就连哪些是抽血,哪些是留尿都分不清楚,下面就跟着我们一起,来看看肾内科常见尿液检查有哪些,我们做这些检查是为了什么呢?

1. 尿常规　尿常规是肾内科最直观的化验检查,医生常说的尿蛋白、尿红细胞、尿白细胞都可以在一张尿常规检查单上得到。通过一张小小的尿常规结果,肾科医师可以判断是否存在泌尿系感染,并结合肾功能初步判断肾脏情况。一般医生会建议患者留取首次晨尿标本 10ml,女性患者避免月经期留尿。留取时注意留取清洁中段尿,具体方法是可以在开始排尿时快速数 1、2、3,再用尿杯接取尿液;同时及时送检会让尿常规的结果准确、可信度更高。

2. 相位差镜检红细胞　如果肉眼看到血尿或者尿常规中尿红细胞增多,这时候就需要进行尿相位差镜检红细胞检查,这是应用显微镜来判断尿中红细胞的形态。肾科医师关注的是变形的红细胞以及特殊形态的红细胞(例如棘状红细胞)在尿红细胞中的比例,从而协助临床判断血尿的来源,进而区分内科血尿还是外科血尿。为了增加检查的准确性,往往需要连续多次留取,多连续 3 天晨尿送检。另外这项检查强调需新鲜尿液,最好在 1 小时内送检,否则会大大降低检查结果的可信性。

3. 24 小时尿蛋白定量　如果出现尿蛋白阳性,下一步我们要判断尿蛋白量的大小,与尿常规中尿蛋白定性结果相比对,就会要求患者留取 24 小时尿蛋白定量。患者需要留取 24 小时全部尿液,准确测量全部尿液的总容量,将毫升数写在化验单上,将全部尿液在同一容器中混匀,取 10ml 送检。这里一定要强调,尿液取样时一定要搅拌均匀,把尿液总量记录清楚,这样肾科医师才能判断尿蛋白量的大小,为后续检查及药物调量提供参考。

4. 尿蛋白分子量测定及尿 M 蛋白　蛋白尿是来源于肾小球还是肾小管? 它们是什么性质的蛋白,分子量如何? 什么原因造成了蛋白尿? 这些问题都可以通过尿蛋白分子量测定来初步解释。若怀疑存在血液系统疾病损害,也可检测尿 M 蛋白进一步定性。

5. 肾小管三项　包括尿 β2- 微球蛋白、视黄醇结合蛋白和 N- 乙酰 - β -D 氨基葡萄糖糖苷酶,这三个指标主要用于判断肾小管损伤,尤其是近端肾小管的损伤。这项检查敏感性高。留取标本要求是随机尿标本,避免晨尿。

6. 尿酸化功能　这也是一个评估肾小管功能的重要检查。留取标本前先要领取化验所需专用容器(内有石蜡油),送检空腹晨尿 50~100ml。留尿前 3 天不宜服酸性或碱性药物及饮料。

7. 尿渗透压检查　这是一个评估肾脏的浓缩及稀释功能的检查。留尿前需禁食水 12 小时。具体做法是:留尿前一晚 8 点以后不能进食及饮水,之后可正常小便,次日晨 8 点(即禁食水 12 小时后)排净尿液,继续禁水禁食,之后留取尿液 10ml 送检。

希望通过上面的讲解,大家都能留好尿液标本,明白尿液检查的必要性。

(王伊娜)

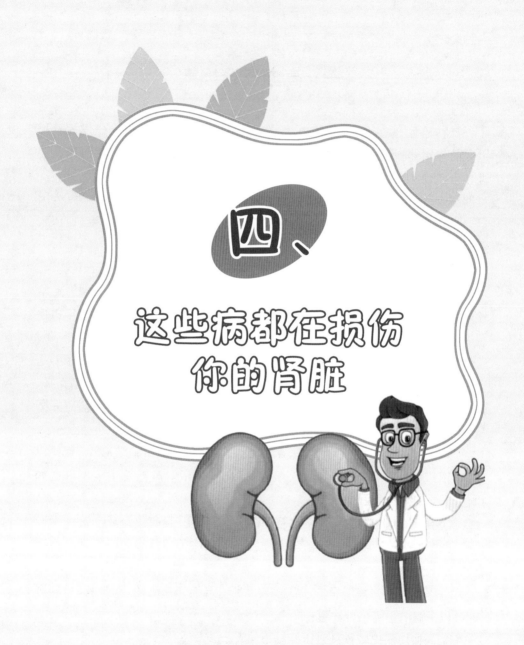

四、

这些病都在损伤
你的肾脏

（一）高血压肾损害

肾脏和血压之间有着千丝万缕的联系，肾脏对于调节人体血压发挥着很重要的作用，因此，很多肾脏病的患者会出现肾性高血压，而升高的血压又会进一步导致肾脏病治疗效果不佳或加重肾脏病。对于没有基础肾脏病的患者，长期高血压也会导致肾损害，甚至发生肾衰竭。因此，高血压与肾脏病互为因果、互相加重。本篇着重谈一下高血压的肾脏损害，主要是指原发性高血压所导致的肾脏小动脉或肾实质损害。

1. 高血压肾损害会有什么表现

（1）夜尿增多：高血压晚期常常有远端肾小管浓缩功能损伤，表现为正常饮水的情况下夜间排尿总量大于日间排尿总量或夜尿量 >750ml，在老年男性患者中需与前列腺增生相鉴别。尿常规可表现为尿比重减低，尿渗透压下降。

（2）蛋白尿：血压控制不佳的患者，约 40% 可出现蛋白尿，表现为尿中泡沫增多，大部分为微量到少量蛋白尿（一般不超过 2g/d）。我们体检常测的尿常规可能会漏诊仅出现微量蛋白尿的患者，因此高血压患者应定期监测尿微量白蛋白 / 肌酐，以尽早发现肾损伤。

（3）肾功能受损：高血压可导致肾血管阻力增加，肾脏血流减少，长此以往，可出现肾小球滤过率下降、血肌酐升高，这提示肾脏已发生了不可逆的损伤。

（4）其他靶器官损害：左心室肥厚、脑血管病变、眼底出血或严重视网膜病变均提示可能存在高血压靶器官损害，此时，应关注是否同时存在高血压肾损害。

2. 哪些人群需警惕高血压肾损害　所有高血压患者均应警惕高血压肾损害，以下患者更需格外注意：

（1）高血压病史较长且血压控制不佳者。

（2）高血压患者出现夜尿增多、尿比重降低、蛋白尿者。

（3）已合并高血压心、脑、眼、外周血管等靶器官损害者。

3. 如何防治高血压肾损害

（1）正确的血压监测：建议高血压患者规律监测血压，必要时完善 24 小时动态血压监测,以更好地评估全天血压节律及降压疗效。

（2）积极有效地控制高血压:这是治疗的重中之重,有效控制血压能延缓肾脏损伤进展,同时可保护其他靶器官。需要注意的是,对于血压特别高的患者,尤其老年人,降压不宜过快,建议平稳降压,避免降压过快时出现脑供血不足等并发症。

（3）合理的治疗方案:对药物治疗及非药物治疗均要足够重视。严格限盐,推荐每日摄入食盐不超过6克。对于肥胖患者,同时建议增加锻炼、降低体重。饮酒、吸烟亦可导致血压升高,故建议患者戒烟限酒。药物治疗则需严格遵医嘱,用药需规律。

（4）防治恶性高血压:如出现舒张压(低压)>130mmHg,则属于恶性高血压,可引起肾功能急剧恶化,并导致心、脑等重要器官的严重并发症,此时无论是否有症状都需要立即就医,逐步将血压控制在安全范围。

最后再次强调,高血压是一个慢性疾病,需要长期、规律服药,安全有效地控制血压才能保护肾脏及其他器官免受高血压的伤害。

（朱　丽）

（二）糖尿病肾病

糖尿病肾病是糖尿病常见的并发症,是糖尿病全身性微血管病变的表现之一,临床特征为蛋白尿、逐渐加重的肾功能损害、高血压及水肿,晚期可出现严重的肾衰竭。糖尿病肾病在我国的发病率呈逐渐上升趋势,目前已成为导致尿毒症的第二大疾病,也是糖尿病患者的主要死亡原因之一。近年来随着我国人口寿命延长以及生活饮食习惯的改变,糖尿病的患病率呈直线上升趋势,因而糖尿病肾病的发生率也在逐渐增加。

许多糖尿病患者长期在内分泌科门诊随诊,并没有定期到肾内科检查,许多患者出现如下症状时才想起到肾内科就诊,比如尿中大量泡沫,眼睑、双下肢浮肿,尿量减少,乏力,食欲减退等。一些糖尿病患者首次就诊于肾内科时已出现大量蛋白尿或伴有肾功能损伤。

有没有办法在出现明显症状之前早期发现肾脏损伤呢? 实际上从血糖升高到肾脏出现严重损伤之间存在一个较长的发展过程。在这一漫长的发展过程中,只要能及早发现肾损伤,合理保护,就能有效延缓糖尿病肾病的进展。对糖尿病患者来说应该定期到肾内科门诊随访,在监测血压和血糖的同时,定期检查尿微量白蛋白、尿常规、血常规、肾功能、24 小时尿蛋白定量和肾脏彩超等了解肾脏情况。在肾脏科医生指导下合理选用药物,在控制血糖和血压的同时保护肾脏。

对于尚无肾脏损伤的糖尿病患者,需要预防糖尿病肾病的发生。首先需要改变生活方式,包括调整饮食、合理运动、戒烟限酒和控制体重。如果体型偏胖,每日摄入的总热量应适当减少,较瘦者可适当增加热量,使自己体重接近理想体重[理想体重(kg)= 身高(cm)-105]。长期运动可以提高胰岛素敏感性,改善糖耐量,减轻体重,改善脂质代谢,改善内皮功能,从而减缓糖尿病进展及糖尿病肾病的发生。对于状态较好的单纯糖尿病患者,运动的频率和强度需达到一定的要求,可从短时间低强度循序渐进,最终达到每周至少运动 3天,总时间 150 分钟以上的中等强度有氧运动。需要注意的是,不适当的运动可因胰岛素水平不足诱发酮症,也可因过度耗能诱发低血糖,因而运动强度、持续时间、频率、项目的选择都要个体化,建议在专业人士的指导下制定合理的运动方案。对于合并其他疾病的糖尿病患者,则需要根据自身情况遵医嘱进行运动。吸烟是糖尿病肾病患者蛋白尿及肾功能进展的危险因素,戒烟或减少吸烟是预防或控制糖尿病肾病进展的重要方法。血糖控制情况是糖尿病患者是否发生肾脏病的重要影响因素,需要患者与内分泌科医师共同制定恰当的降糖方案。一般来讲,血糖控制目标为:糖化血红蛋白不超过7%;对中老年患者,糖化血红蛋白控制目标可适当放宽至7%~9%。

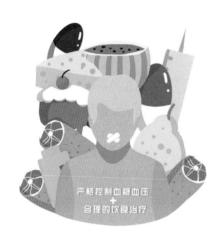

图4-1 糖尿病肾病的治疗

一旦发现尿微量白蛋白升高,则提示可能出现了早期糖尿病肾病,此时应尽早应用降低蛋白尿的药物,防止大量蛋白尿的发生,延缓糖尿病肾病的进展。除改变生活方式、控制好血糖等措施外,应用血管紧张素转化酶抑制剂(angiotensin-converting enzyme inhibitor,ACEI)或血管紧张素受体拮抗剂(angiotensin receptor blocker,ARB)类药物可以降低尿蛋白量、延缓肾脏病进展(无论是否有高血压),且药物在低钠饮食下作用更明显,因此还应限制钠盐摄入,每日食盐摄入量不超过6g。高血压也是加重糖尿病肾病的重要因素,如果患者合并高血压,应配合降压药物治疗,出现蛋白尿的患者血压控制目标为130/80mmHg(图4-1)。

当糖尿病肾病发展到晚期阶段,则会出现大量蛋白尿、严重水肿、肾功能下降、贫血、电解质及钙磷代谢紊乱以及酸中毒等并发症,此时则需要在医师的指导下进行一体化治疗。饮食方面,建议低蛋白饮食,有明显蛋白尿者或肾功能损害者每天摄入蛋白量应控制在每千克体重0.6~0.8g。由于蛋白质的摄入量减少,质量就要高,应以生物学效价高的优质蛋白质为主,可从瘦肉、蛋、奶及大豆中获得。对于运动,仍可遵循前述的原则。血糖仍要控制达标。对于合并肾功能不全的患者,其红细胞寿命缩短,糖化血红蛋白可能被低估,此时用果糖胺或糖化血清白蛋白反映血糖控制情况更为可靠。

总之,糖尿病患者需要密切关注自己的肾脏情况,将健康的生活方式、适度的体育锻炼、合理的药物治疗、严格的自我管理和定期的专科随访相结合,预防糖尿病肾病的发生,延缓疾病的进展。

(于媛 赵新菊)

（三）拿什么来拯救你，我的尿酸

高尿酸血症是指血尿酸水平男性高于 420μmol/L，女性高于 360μmol/L。随着生活水平的提高，我国高尿酸血症的发病呈现出高流行、年轻化趋势。据估算，我国高尿酸血症的患患者数已达 1.2 亿，其中痛风患者约占 10%。以往认为，长期高尿酸血症仅引起痛风性关节炎。然而，越来越多的研究表明，高尿酸血症与 CKD、高血压、左心室肥厚、胰岛素抵抗、肥胖、高脂血症、糖耐量异常等密切相关，是诱发和加重肾脏损害、促进心脑血管疾病发生发展的重要因素。

1. 为什么会发生高尿酸血症　血尿酸的高低决定于尿酸产生和排泄之间的平衡。高尿酸血症发生的原因可以是尿酸产生过多、尿酸排泄过低或两者兼有。尿酸是嘌呤的代谢终产物，高嘌呤（海产品、动物内脏、肉类食品、啤酒等）、高蛋白食物和饮酒是高尿酸血症的危险因素。尿酸 60%~70% 经肾脏排泄，肾功能不全的患者因尿酸排泄减少，血尿酸可有一定程度升高。部分药物长期应用可能造成尿酸升高，如利尿剂、烟酸、阿司匹林等。此外，脑力劳动者血尿酸水平高于体力劳动者，男性高于女性，肥胖者高于体型正常者（图 4-2）。

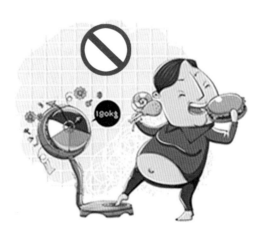

图 4-2　高尿酸血症

2. 高尿酸血症对肾脏有什么危害 血尿酸水平增高可导致急性尿酸性肾病、慢性尿酸性肾病和肾结石,对于已有基础肾脏病的患者,高尿酸血症可谓雪上加霜。而高尿酸更是痛风发生的最重要的生化基础和最直接病因。痛风特指急性特征性关节炎和慢性痛风石疾病,可并发肾脏病变,重者可出现肾功能受损。

3. 如何治疗高尿酸血症 并非所有的尿酸升高都需要积极治疗,那么血尿酸升高到什么程度需要治疗? 这个问题因人而异,需要评估患者是否有心血管疾病、肾脏病、痛风、高血压以及糖尿病等危险因素,具体的治疗时机可以向专科医生咨询。高尿酸血症的治疗分为生活方式干预和药物治疗。

(1) 生活方式:低嘌呤饮食,建议做到不喝肉汤;炖肉之前先焯水;少吃海鲜、贝类、动物内脏、肥肉、干货(香菇、紫菜、海带等)、豆类、坚果等高嘌呤食物;不饮酒,少食蜂蜜和甜饮;适当多饮水;坚持运动,远离肥胖。生活方式的调节不容忽视,往往可以达到事半功倍的效果。

(2) 药物治疗:目前临床常用的降尿酸药物包括抑制尿酸合成的药物(别嘌醇,非布司他)和增加尿酸排泄的药物(苯溴马隆,丙磺舒)。治疗方案应根据高尿酸血症的分型和病情需要加以选择。需要注意的是,上述药物都有一定的不良反应,因此一定要在医生的指导下合理用药。

(朱　丽)

（四）乙肝病毒相关性肾小球肾炎

目前世界上有超过 3 亿人为慢性乙型肝炎病毒感染者,我国是乙型肝炎病毒感染的高发地区。乙肝病毒感染人体后不仅侵犯肝脏,还可以危及肾脏,发生乙肝病毒相关性肾小球肾炎。那么乙型病毒感染后,是不是每个人都会发生肾炎?乙肝病毒相关性肾炎有什么表现?该如何治疗?本篇将对上述问题做一介绍。

乙肝病毒感染的病情和自然病史在人群中有着很大的个体差异,是否发病主要取决于患者的免疫力。目前还不能预测哪些乙肝病毒感染的患者更容易发生肾脏病。从流行病学的角度来看,乙肝病毒相关性肾炎多见于儿童及青年;临床可以表现为血尿到轻重程度不一的蛋白尿,同时患者血清中存在目前或既往乙肝病毒感染的证据。故当患者因肾脏病就诊时,肾脏专科医生会建议抽血检测乙肝病毒,一般会行乙肝两对半检查,必要时还要检测乙肝脱氧核糖核酸(deoxyribonucleic acid ,DNA)滴度水平,这一检查对于初筛乙肝病毒相关性肾炎是很有帮助的。

乙肝病毒相关性肾炎大多表现为膜性肾病及膜增生性肾炎。膜性肾病是由乙肝病毒的抗原及其免疫复合物经由原位肾炎的机制在肾小球上皮下沉积所致。膜增生性肾炎是由乙肝病毒抗原及其免疫复合物经由循环免疫复合物性肾炎的机制在肾小球毛细血管袢内皮下沉积所致。故乙肝病毒相关性肾炎的诊断中,在肾脏病理切片中找到乙型肝炎病毒抗原为最基本条件,缺少此基本条件则不能诊断。由此可见肾穿刺活检对乙肝病毒相关性肾炎的诊断至关重要。

在确诊乙肝病毒相关性肾炎后,治疗原则是降低尿蛋白、保护肾功能及延缓肾脏病进展。当患者存在乙肝病毒活动复制的证据时,通常会给患者积极抗病毒治疗。部分患者在乙肝病毒复制转阴后,蛋白尿可以减轻甚至转阴。还有部分患者需要接受免疫抑制治疗。然而,预防远重于治疗,目前我国已全面推广乙肝病毒疫苗接种,相信随着疫苗的普及,未来我国乙肝病毒相关性肾炎的患病率也会越来越低。

（王伊娜）

（五）狼疮性肾炎

狼疮性肾炎是最常见的继发性肾小球肾炎之一,名称中的"狼"字让很多人对这一疾病产生莫名的恐惧。那么,狼疮性肾炎究竟是怎么回事? 为什么会得狼疮性肾炎? 狼疮性肾炎会有什么表现? 如何治疗? 这些问题都是系统性红斑狼疮患者和他们的家人关心的问题。在本篇,我们将逐一为大家解答这些疑惑。

1. 狼疮性肾炎究竟是怎么回事　狼疮性肾炎是系统性红斑狼疮的重要器官损害之一。系统性红斑狼疮是一种自身免疫性疾病,病变常累及全身的多个脏器系统,产生各种不同临床表现。其中狼疮性肾炎是最常见的表现,其严重程度也直接影响系统性红斑狼疮的预后。

2. 为什么会得狼疮性肾炎　狼疮性肾炎发病原因尚不明确。但总体来说,是遗传因素与环境因素相互作用的结果。一方面人体存在免疫调节方面的遗传缺陷,另一方面某些后天因素的刺激促使疾病的发生。这些后天因素包括食物、药物(肼屈嗪、普鲁卡因胺、甲基多巴、异烟肼、青霉素、D-青霉胺、氨基水杨酸等)、紫外线、微生物(细菌、病毒、寄生虫)以及吸烟和粉尘等。狼疮性肾炎在育龄期女性中的发病率显著高于其他人群,说明雌激素对疾病的发生也有一定影响。

3. 狼疮性肾炎会传染吗　正如前面提到的,系统性红斑狼疮是一种自身免疫性疾病,是人体免疫调节异常的结果,而不是由某种病原体致病的,因此不具有传染性。

4. 狼疮性肾炎会遗传吗　系统性红斑狼疮与遗传有一定关系,患者的近亲发病率为 5%~12%,同卵双生的双胞胎的发病率可达到 23%~69%。但并不是说父母患有狼疮性肾炎,子女就一定会同样生病,只能说发病的风险比其他人大一些。

5. 狼疮性肾炎有哪些表现　首先,狼疮性肾炎最常发生于育龄期的女性,少年儿童、男性和绝经期的女性中也有发病,但比例明显减少。相当一部分狼疮性肾炎的患者是以肾脏病变为首发表现的,这些患者的表现与原发性肾小球肾炎有许多类似之处。最常见的表现是出现尿中泡沫增多,有时可有尿色发红;有些患者可以出现尿量减少,眼睑、颜面、下肢等部位的水肿,严重水肿时还可能出现胸闷、憋气、活动后气短、腹胀、食欲减退等症状。有任何上述症状,均应及时到医院就诊进行相关检查。与其他肾炎相似,有些狼疮性肾炎的患者可以没有任何自觉症状,仅在体检时发现尿检异常或肾功能异常,表现为尿常规显示尿蛋白阳性、尿中有红细胞等,甚至出现血清白蛋白的减少和血肌酐升高。因此,定期体检对及时发现这类隐匿病变十分重要。此外,高血压也是狼疮性肾炎非常常见的表现之一,高血压可能是某些狼疮性肾炎患者最早出现的症状,严重时可有头晕、头痛、视物模糊等表现。

6. 狼疮性肾炎会有身体其他器官和系统的受累吗　狼疮性肾炎是系统性红斑狼疮的肾脏表现,而系统性红斑狼疮是一个可以影响全身各个器官系统的疾病,因此除肾脏外,往往同时出现多个器官和系统的异常,常见表现包括:

(1) 发热、疲倦、乏力、体重下降等:很多患者因发热反复应用各种抗生素均无明显效果。

(2) 皮肤黏膜病变:80% 患者会出现各种类型皮疹,最典型的是分布在双侧面颊及鼻梁的蝴蝶形状的红斑,称为蝶形红斑(图 4-3);还可以出现其他类型的红斑、皮肤出血点等(紫癜)。40% 的患者在日晒后会出现光过敏。30% 的患者可以出现反复发作的口腔溃疡伴轻微疼痛。40% 的患者有脱发现象。

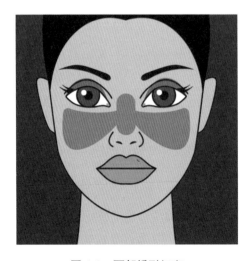

图 4-3　面部蝶形红斑

（3）关节痛：关节痛也是狼疮患者常见的表现之一，通常这种关节痛发生在多个关节，而且双侧对称，但无关节红肿。

（4）血液系统异常：很多患者在确诊系统性红斑狼疮前多年就已经出现血液系统的异常，最常见表现为血小板减少，其次为贫血，部分患者还可以出现血白细胞的减少。

（5）心血管症状：约30%患者有心血管症状，可表现为左侧前胸部位的疼痛，也可有气短、心慌、心律失常等症状。

（6）肺部异常表现：一部分患者病变可以累及肺，引起发热、干咳、气短甚至呼吸困难，胸片或肺CT可见异常表现，但不易与普通肺部感染进行区别。

（7）神经系统症状：约1/4患者中，狼疮可以影响脑，出现头痛、呕吐、偏瘫、癫痫发作、意识障碍等情况；有些患者还可以表现为性格、脾气改变，易猜疑，幻觉，妄想等精神异常。这些表现都是狼疮的危重症状，应及时就诊积极治疗。

（8）消化道症状：有些患者还可以出现消化道症状，如食欲减退、腹痛、呕吐、腹泻等症状。

7. 怀疑狼疮性肾炎时需要做哪些检查　对于怀疑患有狼疮性肾炎的患者，除了尿常规、24小时尿蛋白定量、肾功能、肾脏B超等肾脏方面的常规检查外，还需要做抗核抗体、抗双链DNA抗体（抗dsDNA抗体）、抗Sm抗体、血清免疫球蛋白及补体等检测，这些抗体阳性是诊断系统性红斑狼疮、狼疮性肾炎的重要依据。如无明显禁忌证，建议行肾穿刺活检明确病理分型，指导后续治疗。

8. 狼疮性肾炎如何治疗　对于狼疮性肾炎，需要根据临床表现、病理分型综合判断疾病的活动程度，从而制定个体化的治疗策略。通常需要应用激素和免疫抑制剂，必要时可以大剂量激素冲击治疗。对于肾功能急剧恶化的患者，有可能需要肾脏替代治疗。

（燕　宇）

（六）美丽的杀手：汞中毒

近些天酷爱美丽的张女士突然发现自己双小腿及足踝部浮肿，经过化验，发现她有严重的蛋白尿，被诊断为肾病综合征。仔细询问后得知，她近半年来一直应用一家美容院推荐的美白祛斑护肤产品，面部的美白效果特别明显。为了尽快查明病因，张女士住院进行相关检查，检查后发现张女士患肾脏病的原因竟然与她所用的美白祛斑护肤产品有关。为什么美白祛斑护肤产品会引起肾脏病，成为"美丽的杀手"呢？

医院经过检测，发现张女士所用的美白祛斑护肤产品中汞含量超出国家规定的数百倍，她的血液及尿液中汞含量也大大超出正常范围。张女士患肾脏病的原因是化妆品中过量的汞导致汞中毒。

汞广泛存在于自然界中，主要有三种形态，即元素汞或汞蒸气、无机汞化合物以及有机汞。金属汞可以蒸气形式经呼吸道吸收，皮肤和消化道基本不吸收。汞的无机化合物主要经过消化道吸收，部分品种在一定条件下可以经过皮肤吸收。而汞的有机化合物可以通过呼吸道、皮肤和消化道吸收。目前我国汞中毒的原因主要来自三个方面：①职业性汞中毒：汞广泛应用于日光灯、温度计、贵重金属提炼以及仪表制造等行业，工人如不注意防护可能导致急性或慢性汞中毒；②药物性汞中毒或长期生活在汞污染的环境中：服用含汞的制剂或朱砂、雄黄等含有汞的中药；③化妆品汞中毒：因汞能有效抑制黑色素生成，对皮肤有一定的增白作用，因而存在于部分美容化妆品中，并且有时可能严重超标。

急性汞中毒时肾脏可表现为急性肾小管坏死、肾衰竭，也可出现蛋白尿；汞中毒还可以有全身症状，如头痛、头晕、乏力、发热、睡眠障碍、情绪激动、易兴奋等；呼吸道症状表现为胸痛、胸闷、咳嗽、咳痰、呼吸困难；可以有口腔炎，在龈缘可见蓝黑色汞线；此外还可以有胃肠道症状及皮炎等。慢性汞中毒的肾脏表现可有蛋白尿、镜下血尿、夜尿增多，甚至出现肾病综合征、肾功能损害等；肾外表现常有神经衰弱综合征，如头昏、头痛、失眠、多梦、记忆力减退、全身乏力等；还可以有自主神经功能紊乱、口腔炎、消化道症状、汞毒性震颤及末梢神经炎等表现。

幸运的是,张女士经过驱汞治疗后肾脏指标完全恢复了正常。在此建议爱美的女士在使用美白护肤产品时应选择正规合格的产品,避免盲目应用那些"美丽的杀手"——含汞等重金属超标的化妆品(图4-4)。

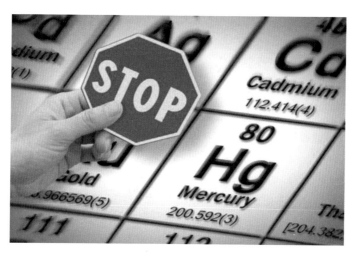

图 4-4　远离含汞化妆品

(蔡美顺)

（七）造影剂肾病

1. **什么是造影剂**　造影剂（又称对比剂）是为增强影像观察效果而注入（或服用）到人体组织或器官的化学制品。这些制品的密度高于或低于周围组织，形成的对比可以显示出血管、体腔的图像，广泛应用于增强 CT、冠脉造影、介入手术等。造影剂种类多样，目前最常用的造影剂多为含碘制剂。

2. **什么是造影剂肾病**　造影剂一般为高渗性，在体内通过肾脏排泄，具有肾脏毒性，可致肾损害而发生急性肾衰竭（图 4-5）。造影剂肾病是指由碘造影剂引起的急性肾功能减退。血清肌酐于造影后 48~72 小时内较造影前升高 ≥25%，以及绝对值升高 ≥0.5mg/dl（44.2μmol/L）可以诊断造影剂肾病。

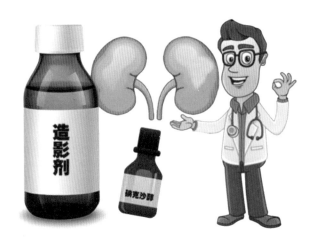

图 4-5　造影剂可引起肾脏损伤

3. **哪些患者更易发生造影剂肾病**

（1）慢性肾功能不全：慢性肾功能不全是造影剂肾病最重要的危险因素。

（2）糖尿病：无肾功能损害的糖尿病患者，造影剂肾病发生率与非糖尿病患者相近。但合并肾功能不全的糖尿病患者造影剂肾病发生率则显著增高，为非糖尿病肾脏病肾功能不全者的 2 倍以上，发生率可高达 50%。

（3）充血性心力衰竭：充血性心力衰竭是造影剂肾病的独立危险因素。为防止急性肺水肿等并发症，患者常使用利尿剂，多处于容量不足状态，血管内有效循环血量不足和肾内缩血管机制的激活对造影剂肾病的发生起协同促进作用。

（4）有效血容量不足：有效血容量不足是造影剂肾病发生的另一危险因素。利尿剂可促进造影剂肾病的发生，而静脉补液可降低造影剂肾病的发生率。

（5）多发性骨髓瘤：多发性骨髓瘤患者造影剂肾病发生率增加，可能与造影剂促进本 - 周蛋白和 T-H 糖蛋白沉淀、阻塞肾小管有关，也可能与多发性骨髓瘤患者多合并肾功能不全和脱水有关。

（6）其他：如高血压、贫血、高龄等。

4. 如何防治造影剂肾病

（1）对高危患者应严格掌握造影的适应证：尽量减少或避免使用造影剂，必须行造影检查者，应保证充分足够的血容量，避免使用肾毒性药物，造影检查后注意监测肾功能、尿常规等，积极预防造影剂相关的肾损害（图 4-6）。

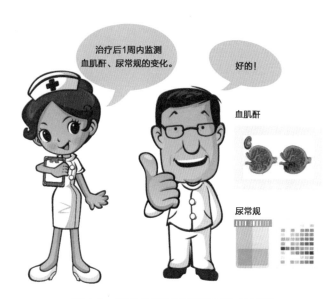

图 4-6　造影检查后监测肾功能、尿常规

（2）水化：造影前的充分水化和纠正血容量不足，可减轻造影剂的肾毒性，对于高危患者，特别是已有慢性肾功能不全、糖尿病或多发性骨髓瘤者尤其重要。

（3）调整治疗用药：造影前 24~48 小时应停用非甾体消炎药、血管紧张素转换酶抑制剂、血管紧张素 Ⅱ 受体拮抗剂及其他潜在肾毒性药物，改用钙通道阻滞剂控制血压，可对抗造影剂的缩血管作用。糖尿病患者应暂停二甲双胍。

（4）选用等渗性造影剂：有肾功能损害（血肌酐超过 140μmol/L）的患者应尽量使用非离子型、低渗或等渗造影剂，并尽量减少造影剂用量。

（5）血液透析和血液滤过：当出现严重的造影剂肾病时可以行肾替代治疗，并密切监测肾功能恢复情况。

（于 媛）

（八）中药伤肾？马兜铃酸
肾病的前世今生

马兜铃酸肾病是一类由马兜铃科植物（如关木通、广防己等）所造成的急性或慢性肾小管间质疾病。说起人类对它的认识，也是医学史上著名的故事：

20世纪50~60年代，一种奇怪的肾脏病在世界各地出现。1956年，巴尔干地区流行一种"慢性间质性"肾炎，能导致肾功能减退，无人知晓这病由何而起。1964年，中国也曾报告过两例"急性肾衰竭"病例，这两例患者曾服用过中药关木通煎剂。1990年，比利时服用减肥中药"苗条丸"的女性中大量出现此类肾脏病；这种苗条丸上市已逾15年，此前服用者并未出现这类肾脏病，后来，该药中被加入了一种中药粉"广防己"，随后才涌现出100多名病例。因此，有学者推测，"广防己"中含大量马兜铃酸，应是这种物质对肾脏产生了损伤，并于1993年将这项研究发表在著名医学杂志《柳叶刀》上。自那时起，马兜铃酸肾病逐渐被人们所认识。2003年2月，新华社以系列报道方式首度向公众披露著名的中成药"龙胆泻肝丸"中使用的"关木通"含马兜铃酸，可能导致尿毒症。除此之外，我国含马兜铃酸的中成药和方剂有百余种，其中龙胆泻肝丸（汤）、冠心苏合丸、排石冲剂、妇科分清丸、甘露消毒丸等均有引起马兜铃酸肾病的临床报道。

遗憾的是，不论急性或慢性马兜铃酸肾病，目前均无特殊有效的治疗方法。因此，本病重在预防（图4-7）。医师和患者均应重视中草药的不良反应，消除"中草药乃天然药物，无不良反应"的世俗观念。临床不应使用含有马兜铃酸的中草药，已经存在肾脏疾病时更应该禁用。对服用偏方、秘方的患者应监测肾小管功能的变化，如果出现肾小管功能损害应立即停药（图4-8）。

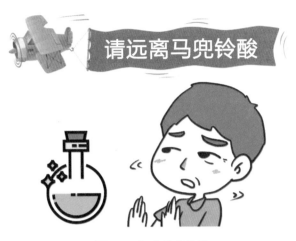

图 4-7   远离马兜铃酸

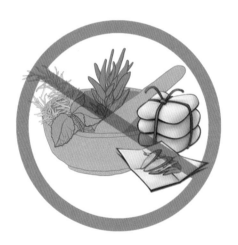

图 4-8   拒绝滥用中药

我们希望,通过对此病发现过程的广泛传播,能提高人们对马兜铃酸肾病的认知程度。也许,数十年后,该病就能够彻底从人类疾病谱中消失!

(武 蓓)

（九）不恰当饮食，麻辣小龙虾 VS 横纹肌溶解

麻辣小龙虾深受我国广大人民群众的喜爱，那么大家觉得小龙虾安全吗？ 2010年我国南方曾出现20多人在进食小龙虾后出现横纹肌溶解的案例，这是小龙虾引起的血案吗？ 横纹肌溶解到底是一个什么样的疾病呢？

首先我们先来看看横纹肌溶解有哪些临床表现。在症状方面主要是三联征：肌痛、乏力和深色尿。同时患者也可以出现一些全身症状，包括发热、心慌、恶心、呕吐等。实验室检查方面，会出现肌酸激酶（creatine kinase，CK）的升高，患者的 CK 水平可以达到正常上限的 5 倍以上。另一个异常的结果就是肌红蛋白尿，尿常规中潜血与红细胞镜检结果不匹配。部分病例可以出现比较严重的并发症，譬如肾内科关注的急性肾损伤，严重者需要紧急透析治疗。

然后来看看横纹肌溶解是怎么跟肾脏联系起来的呢？ 当肌肉遭到破坏时，肌红蛋白被释放进入血液循环，它可以直接刺激肾脏血管收缩。通过肾小球滤过进入肾小管的肌红蛋白可以进一步堵塞肾小管，形成管形尿，同时其毒性作用也可直接造成肾小管损伤。上述多因素综合作用，严重时会引起急性肾损伤。

那么有什么常见的病因会导致横纹肌溶解呢？ 病因可以分成创伤性和非创伤性的。创伤性的病因包括严重外伤、挤压综合征、长时间制动等。非创伤性的病因可以分成劳累性和非劳累性，之前新闻中报道的军训后横纹肌溶解就属于劳累性因素，同时劳累性因素还包括劳力性热射病、癫痫发作等；非劳累性因素有大量饮酒、感染、药物毒物刺激。而前面提到的小龙虾也属于非劳累性因素，曾有一种观点认为是小龙虾的清洗剂造成的横纹肌溶解，现已经被辟谣。目前有两个观点为大众所接受，一个是小龙虾本身体内含有的重金属偏高，尤其是腮部，所以吃小龙虾，避免食用腮部及其以上部位。另一个是极少数人群对小龙虾体内的某些特异性物质存在交叉免疫反应，这部分人吃了小龙虾后易出现横纹肌溶解。

总而言之，到正规餐馆食用小龙虾，避免食用腮部以上部位，对于大多数人还是较为安全的（图 4-9）。

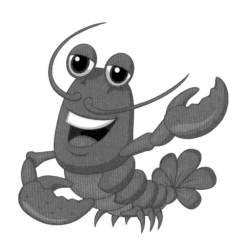

图 4-9　正确食用小龙虾

（王伊娜）

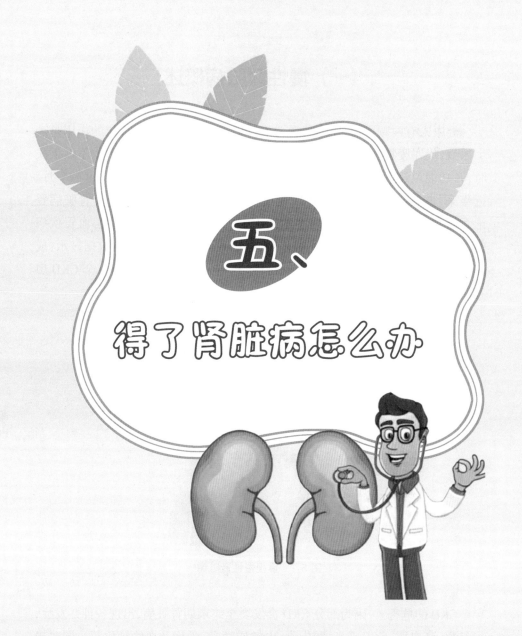

五、

得了肾脏病怎么办

(一) 慢性肾脏病概述

健康人有两颗肾脏,每个肾脏中有 100 万个肾单位。肾单位的作用是产生尿液,代谢废物溶解在尿液中排出体外。当任何原因导致肾单位不断丢失时,肾功能就逐渐下降。CKD 是指肾脏损伤或肾功能下降持续超过 3 个月。近年来,世界范围内 CKD 呈现快速增长的趋势,根据美国 2013 年肾脏病登记系统数据报告,CKD 的患病率达到了 13.1%,超过了糖尿病和心血管疾病的患病率。我国的情况同样不容乐观,根据我国 2012 年发表的数据显示:成年人 CKD 的患病率为 10.8%,也就是说,每 10 个成年人中就有 1 个 CKD 患者(图 5-1)。

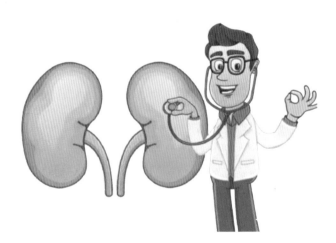

图 5-1　重视慢性肾脏病

CKD 的危害大,因为部分 CKD 会发展至终末期肾脏病,出现各种并发症,如贫血、高血压、营养不良、酸中毒、电解质紊乱、骨病及血管钙化等。同时患心脑血管疾病的风险增高,住院率高,严重影响了患者的生存质量。此外到了终末期肾脏病,患者为了生存,不得不依赖于透析治疗或肾移植,透析患者每个人每年花费 8 万~10 万元左右,长期巨额的花费给个人、家庭、社会带来了巨大的经济负担。

为什么 CKD 患病率如此之高呢？一是 CKD 的疾病谱发生了变化。过去 CKD 的主要构成是各种原发性慢性肾小球肾炎，但近年来继发性肾脏病，特别是糖尿病肾病、高血压肾损害有了显著的增加，已成为我国终末期肾脏病行透析治疗的第二、第三位的病因。另一方面，老年人口迅速增加，调查显示：年龄每增加 10 岁，出现肾功能下降的风险增加 74%，蛋白尿的风险增加 8%。

当有损害因素作用于肾脏时，会导致肾单位不断丢失。举几个经常遇到的例子：

1. 高血压　动脉血流入肾脏，肾脏才能发挥滤过和排泄代谢废物的作用。血压太低时，流入肾脏的血液不够多，称为肾脏灌注不足，肾脏滤过和排泄代谢废物的作用就不能充分发挥，会导致代谢废物在体内堆积；而血压太高时，肾脏灌注压力太高，称为肾脏高灌注，可导致肾单位损伤，久之肾单位会不断丢失。高血压可以引起肾脏病，肾脏病也可以引起高血压，高血压和肾脏病两者互为因果，形成恶性循环。因此，慢性肾脏病患者控制血压十分重要。

2. 高血糖　肾脏病合并糖尿病，不论这个肾脏病是糖尿病引起的还是其他原因引起的，血糖控制不良和血糖升高都会增加肾脏的滤过负担，久之导致肾单位逐渐丢失。所以控制血糖在合适范围十分重要。

3. 蛋白尿　蛋白尿本身即是肾脏损伤的标志，也是导致肾脏损伤的物质。要尽量降低尿蛋白，但是，受当前医疗技术的限制，部分慢性肾脏病患者尿蛋白很难完全消退，那种寻求彻底治愈慢性肾脏病的努力是徒劳无功的。慢性肾脏病患者也不应相信一些不科学的宣传。

4. 药物　大多数药物是经肾脏排泄的，因此，只要吃药或者输液，就会加重肾脏负担。经常有人宣称他们正在服用保肾的保健药物，这实际上是不可取的。有的保健药甚至可直接损伤肾脏，导致急性肾衰竭，或在数年后才出现肾衰竭表现。例如前些年使用很多的含有马兜铃酸成分的龙胆泻肝丸，服用后并不马上出现肾功能下降，很多患者是在停药数年甚至十几年后才逐渐出现肾衰竭。另一个引起慢性肾脏病的药物是止痛药，因疼痛症状而长期使用止痛药可出现慢性肾脏病。所以，肾脏病患者要尽量减少使用药物的种类和数量，只使用必要的药物。

5. 感染　当发生任何感染时，包括上呼吸道感染、肺炎等，虽然感染并没有发生在肾脏，但这些感染会导致系统性的炎症状况，炎性因子可作用于肾脏，加重本来已经损伤的肾脏，导致肾单位丢失；也可能因为感染时用的药物导致肾脏损伤;或者感染导致免疫机制紊乱,加重原有的自身免疫性疾病而损伤肾脏。

6. 剧烈运动　剧烈运动产生大量代谢废物,加重肾脏负担。所以,慢性肾脏病患者要避免剧烈运动。这并不是说慢性肾脏病患者不需要运动,而是要适度。

正常情况下,并不是全部肾单位都已经充分发挥了其排泄代谢废物的作用,只要保证代谢废物能充分排泄就行了。健康青年的肾脏大小跟其拳头大小相当,随着年龄增长,受多种因素影响,肾单位会不断减少,肾脏体积也会逐渐变小。慢性肾脏病患者肾单位减少和肾脏萎缩速度比普通人快。这一方面是因为导致肾脏病的因素没有控制住,还在损伤肾脏;另一方面,即使慢性肾脏病患者已经充分控制了上面提到的导致肾单位丢失的因素,其肾单位丢失的速度也要比普通人快。这是因为慢性肾脏病患者的肾单位变少了,每一个肾单位都得努力工作才能保证代谢废物的充分排泄,久之肾单位就"累坏了";随着肾单位的不断丢失,总有一天即使全部肾单位都满负荷工作也不能充分排出代谢废物,血里面的代谢废物就超出了正常范围,称为氮质血症;如果肾单位进一步丢失,氮质血症就变得越来越严重,最后发展为尿毒症,不得不开始透析治疗。

如何减少 CKD 的患病率呢? 首先要重在预防。加强宣传和进行患者教育,增强民众对 CKD 的了解与认识,提高自我保健意识。高危人群如老年人及糖尿病、高血压、心血管疾病患者应定期进行 CKD 的筛查。注意加强对基层医院及社区医生 CKD 知识的培训,加强三级医院与基层医院之间的联系,以三级医院的专科医师为技术支撑,建立良好的转诊机制,为患者提供专科就诊绿色通道,及早发现 CKD 并根据不同的病因、病理类型、临床表现、病情轻重进行科学、合理的治疗,促进疾病的缓解,延缓其进展。因此定期门诊随访很重要!

（左　力）

（二）肾脏病患者如何饮水

水乃生命之源,经常听到人们说:哪里有水,哪里就有生命;多饮水,饮出健康……但对于有肾脏病特别是已经透析无尿的患者朋友,"水"真是让人又爱又恨!为什么呢?就让我们从体内"水多了"的危害说起吧!

正常人体会自然的保持体内的水平衡,也就是每天进入人体的水和排出去的水基本平衡。在这个平衡过程里,有"人体下水道"之称的泌尿系统发挥了最重要的作用,主要表现是喝水多了相应排尿也多了;但是对于肾脏病患者,不管是各种肾脏病导致的尿量减少还是已经透析无尿的患者,水多喝了,却不能自动调节排出更多的尿液,这样身体里就会有多余的水,会对身体造成一定的伤害。如果身体里只是有少量过多的水,人体可以没有任何症状,仅在测体重时发现体重有轻微的增长;再多就会出现"水肿",可以出现在眼睑、足踝部、下肢,甚至全身;除了水肿,没有高血压的患者可能会出现血压升高,或者既往药物控制良好的高血压患者血压开始不能很好地控制;身体里多余的水还可能造成另一个更严重的后果,即加重心脏负担,发生心功能不全,表现为稍一活动就气短,夜里睡觉躺不平,一躺平就咳嗽、喘不上气,此时如果不能及时有效诊治可能会危及生命!

因此,对于有尿量减少的肾脏病患者,每日"水"摄入量一定要控制(图5-2)。在讨论如何控制水的摄入量时,首先应明确人体失水可分为"显性失水""不显性失水"和"内生水"。显性失水是指尿液、粪便、呕吐物、汗液等;不显性失水是指皮肤、呼吸道蒸发的水分,可按12ml/千克体重/天计算;内生水是指人体新陈代谢产生的水分。总之,不显性失水和内生水可按400~500ml/天计算,加上显性失水即为人体一整天的水分排出量。怎样是"适度"呢?就是自

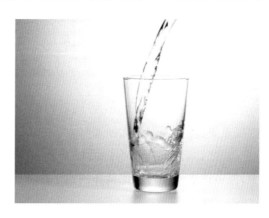

图 5-2　肾脏病患者饮水要适量

身仍能保持体内水的平衡,或者通过一些治疗能改善体内水过多的状态。如果您已经有了前面提到的明显的水过多的表现,一定要严格控制水了!如果还没有上述的症状,一定要咨询您的肾脏病医生,以对您体内水状态提供专业意见。

自己怎样及早发现和监测体内水是否合适呢?最简单的办法是每日称体重,观察体重的变化。这个体重的称法是有讲究的,一定要每天固定时间、同样状态下称,比如每天早晨起床后,在还没有吃饭、喝水,并且排尿、排便后,穿类似的衣服、鞋子等情况下称重。一般来说,短时间比如几天内体重的变化基本反映了体内水负荷的多少,而不是长胖或变瘦了。如果在相同的状态下,今天早晨比昨天早晨多了 1kg 体重,可以认为是体内水多了 1kg,而如果少了 1kg 体重,那很可能是通过透析脱水或利尿等治疗或严格限水后,体内的水少了 1kg。肾病综合征或肾功能不全还没进入透析的患者,如果您有明显的前述水过多的症状,要结合医生给您的治疗建议,监测体重,每天能下降 0.5~1.0kg 最好;已经开始血液透析或腹膜透析的患者,如果有上述水过多的表现,要及时告诉您的医生,调整透析治疗方案,腹透患者争取每日体重有下降,血透患者要严格控制好每日体重增长的量,不要超过 1kg,以使透析后体重下调,逐渐达到干体重。

怎样做到适度"饮水"呢?首先要说明的是,"饮水"绝不仅仅指每日喝的水,还包括米饭、馒头、蔬菜、水果、粥、汤以及牛奶等等所有方式摄入的水!因此,需要限制水入量的患者也一定要从上述各方面进行限制。下面告诉大家几个限制每日水摄入量的小窍门:

1. 少吃咸的　食物太咸或味太重,容易口渴,不好控制饮水量,因此做菜少放盐、酱油、味精、鸡精,不吃或少吃咸菜、腌制食品,少吃外卖熟食等。

2. 尽量少喝水　比如可以用小杯子喝水,每天设定仅喝 1 杯水,每次喝一口或者很少量,也可以冻冰块,口渴时含一个冰块等。

3. 吃含水少的食物　馒头、烙饼含水量为 30%,而米饭含水量为 70%,主食尽量吃馒头烙饼等;再比如粥、汤、蔬菜、水果含水量为 90%,这些都要算入每日饮水量,要尽量少吃。

其实,还有一点虽然不属于适度饮水的范畴,但对于有效控制体内水状态也很重要,就是要保持大便通畅。

总之,人体没有水不行,但对于尿量减少的肾脏病患者,或者虽然尿量不少,但多饮水不能有效保持体内水平衡状态的患者,"饮水"一定要"适量"。

(甘良英)

（三）肾脏病患者怎样吃

与肾脏病作战,患者面对的饮食挑战并不小。患上肾脏病,需要摄入适当的营养物质避免出现营养不良;另一方面,不当的饮食又会加重肾脏的负担。两者之间要如何兼顾、平衡,并不是一件容易的事(图 5-3)。

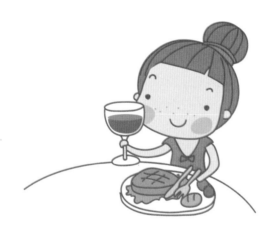

图 5-3　慢性肾脏病患者合理饮食

美国肾脏基金会把肾脏病病程发展分为五期。第一期肾功能正常,但出现尿蛋白等尿检异常或肾脏影像学异常,第二期出现轻度慢性肾功能障碍。这两期肾脏的储备适应能力还不错,饮食和生活作息注意事项与一般人应遵从的健康概念类似,诸如充足的睡眠、少盐、少油、多运动、戒烟和定时摄取适量碳水化合物、蛋白质、脂肪、矿物质和维生素五大营养素。第三期和第四期统称慢性肾功能不全,临床上可能会有症状,饮食上要更谨慎小心。到了第五期,统称为终末期肾衰竭,这时患者的饮食限制更多,几乎到了斤斤计较的程度,对患者的挑战更大。

蛋白质是人体所需的重要物质,可协助身体制造肌肉,修补细胞组织,皮肤更新、长头发、伤口愈合都要靠蛋白质。未透析的肾脏病患者应选择优质低蛋白饮食。优质低蛋白饮食的目的是延缓肾脏病进展速度和减轻毒素潴留带来的临床症状。优质蛋白的氨基酸的构成与人体最接近,被人体使用最多;非优质蛋白含有大量人体不需要的氨基酸,这些氨基酸并不能用来合成人体需要的蛋白质,只能代谢释放能量供机体使用,而代谢废物从肾脏排泄加重肾脏负担,加速肾脏病进展。由于肾功能下降,代谢废物在身体内潴留引起相应症状;如果代谢废物产生较少,自然症状就会较轻。未透析患者只能摄取适量蛋白质,因为这类患者排出蛋白质产生的代谢废物存在一定程度的障碍,摄取过多蛋白质会加重肾脏的负担,导致肾脏病恶化。

一般来说,我国正常人群每日蛋白的摄入量为每千克体重 0.8~1.0g,例如一个 70kg 体重的人,他每天的蛋白摄入量为 56~70g。低蛋白饮食指的是每日蛋白的摄入量要低于每千克体重 0.8~1.0g,一般定义为每天每千克体重 0.6g;如果低于 0.4g,则为极低蛋白饮食。优质蛋白是指动物蛋白,包括肉、蛋、奶。近年来研究发现,大豆蛋白质的氨基酸组成与牛奶蛋白质相近,在营养价值上,可与动物蛋白等同,所以现在认为大豆蛋白也属于优质蛋白。优质蛋白饮食是指每日优质蛋白摄入量占全部摄入蛋白的至少 50%~60%。

我们举个慢性肾脏病饮食的例子。首先请大家记住下面的一组数据,虽然下面的数据不十分准确,但用于指导慢性肾脏病饮食已经足够了:1 两瘦肉(生肉)、1 个正常大小的鸡蛋和 1 袋 250ml 的牛奶的蛋白含量都是 7g;1 两主食(米和面,未做熟的干燥状态)蛋白含量是 4g;500g 蔬菜的蛋白含量是 1g;花生油等油脂、粉条等淀粉类食物不含蛋白。以 70kg 体重的患者为例,我们计算出他的优质低蛋白饮食:为做到低蛋白饮食,每日蛋白总摄入量为 42g(70×0.6),其中优质蛋白最好要达到 25.2g(42×60%)。另外的 14g 蛋白可以从主食获得,那就是 3.5 两主食。2 两肉、1 个鸡蛋和 1 袋奶的蛋白含量为 28g(也可以 1 两肉、2 个鸡蛋和 1 袋奶);3.5 两主食可以是面条、馒头、米饭等。这样,他的早中晚餐就出来了:早餐 1 袋牛奶、1 两馒头或面包;中餐 2 两肉、2 两米饭、半斤蔬菜;晚餐 1 个鸡蛋、半两主食、1 个水果。如果患者是活动量大的年轻人,则可能上述食谱不能满足其日常活动的能量需要,需要增加一些不含蛋白质的食物,例如藕粉、粉条等。

肾脏患者也要注意钠的摄取。钠与人体体液平衡及其他生理功能都有很大的关联。一个正常成人每天可摄取 5~6g 的盐,过多盐会使人口渴,需要喝更多水,容易诱发水肿并使血压升高,这将不利于肾脏患者的健康。患者烹调时可以选香草或未经研磨的香料取代盐,也可以用新鲜的酸柑、柠檬汁等来调味。常听人说肾脏患者要少喝水,事实上这不能一概而论。因为人体要有足够的水分才能排毒,所以尿量正常,没有水肿的 CKD 患者跟平常人一样,每天可以喝 1 000~1 500ml 水。至于尿量较少或水肿的患者,有进没出,水留在体内会加重水肿和高血压,就必须控制水的饮用量。钙和磷是骨骼的主要成分,当肾脏功能下降时,磷的排出会有困难,便可在血液中堆积,刺激甲状旁腺激素分泌增加,加速骨质的破坏,造成钙的流失。钙磷结晶还会沉淀在细胞中,导致皮肤瘙痒、关节疼痛、眼睛不适和血管硬化。这就是肾脏患者一定要限制磷的摄取,并适时补充钙的原因了。需要指出的是,几乎所有食物都含磷,特别是罐头和加工食品,肾脏患者都应该避免食用。高血磷的肾脏病患者用餐时还要服用降磷药物,以减少食物中磷的吸收。

钾是一种可以帮助心脏和肌肉正常运作的矿物质。钾的含量必须维持在正常范围内,因为钾含量过高会导致肌肉无力,心跳不规律,严重时可能导致心脏骤停。肾脏患者对钾的需求则视病程发展和所接受的治疗而定。未透析且尿量正常的患者通常无需控制钾摄取量,除非血液检查显示血液中的钾含量过高;至于透析病患,就得控制钾摄取量。原则上限制饮食可以控制肾脏病情,不过不要忘了"营养为健康之本"。过度限制饮食,表面上各种化验指标虽没上升,但如果因此造成营养不良、抵抗力下降、器官功能失调就得不偿失了。

CKD 患者一定要定期复查,根据患者的病情,营养师或专科医生会作出相应的建议和调整。

(左　力)

（四）应该知道的促红细胞生成素那些事儿

肾性贫血是 CKD 最常见的并发症之一，发生率增高始于 CKD3 期。其患病率随肾小球滤过率（glomerular filtration rate, GFR）的下降而逐渐升高，到 CKD5 期肾性贫血普遍存在。红细胞生成刺激素是临床中治疗肾性贫血的常用药物。下面就通过几个小问题，来学习下红细胞生成刺激素的有关知识吧！

1. 血红蛋白（hemoglobin, Hb）多少是贫血呢　2001 年世界卫生组织对贫血的界定为成年男性 Hb<130g/L，成年非孕期女性 Hb<120g/L。2006 年 K/DOQI 指南也限定了贫血的标准，成年男性 Hb<135g/L，成年女性 Hb<120g/L。

2. 什么是红细胞生成刺激素呢　红细胞生成刺激素是主要由肾脏分泌的一种激素样物质，能够促进红细胞生成（图 5-4）。肾性贫血主要为促红细胞生成素缺乏所致，故红细胞生成刺激素已被临床广泛应用。现有的红细胞生成刺激素包括短效制剂的基因重组人促红细胞生成素（recombinant human erythropoietin, rhEPO）和长效制剂的达依泊汀 α，我国临床主要应用 rhEPO。

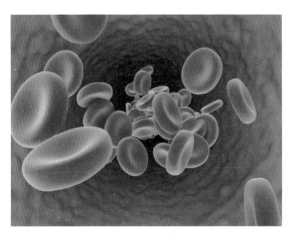

图 5-4　促红细胞生成素刺激红细胞产生

3. 红细胞生成刺激素怎么用　2012 年 K/DOQI 指南建议 EPO 治疗不宜开始过早,治疗的时机以 Hb 100g/L 为界,当 Hb 在 100g/L 以上时不建议开始使用,当 Hb 小于 100g/L 时不一定要马上用药,但应当避免 Hb 降到 90g/L 以下;并强调治疗的血红蛋白上限,建议 Hb 不要超过 115g/L,尤其不要超过 130g/L。EPO 初始剂量每周 80~120IU/kg,常用剂量 6 000~9 000IU,分 2 到 3 次皮下注射;静脉应用时需要增加剂量的 30%~50%,以弥补静脉使用的半衰期比皮下注射缩短导致的疗效减弱。同时 2012 年指南也开始强调注意个体化治疗,临床实践中最终应根据患者病情调整靶治疗目标及治疗时机。

4. 使用红细胞生成刺激素后需要监测什么　血红蛋白是重要的监测指标,用上 EPO 后,我们建议血红蛋白每月上升 10g/L,3~4 月达标。如果 4 周内血红蛋白升高 >25g/L,应减少剂量 25%~50%。如果在铁储备充足的情况下,4 周内血红蛋白增加 <10g/L,则增加剂量 25%。除监测血红蛋白外,患者还应定期复查网织红细胞、转铁蛋白饱和度、铁蛋白及便潜血等指标。

5. 红细胞生成刺激素有哪些不良反应　高血压是 EPO 最常见的不良反应,尤其出现在血红蛋白快速增长者,应在治疗过程中监测血压,并调整降压药物。此外透析通路血栓、纯红再障、EPO 低反应也可能出现。

总之,在应用红细胞生成刺激素时,应针对每位患者的个体特征来制定肾性贫血的治疗靶目标。在满足其机体需要的最小量的基础上,对治疗方案进行最优化调整。

(王伊娜)

（五）皮肤瘙痒怎么办

对于 CKD 尤其是尿毒症的患者来说,瘙痒是一个常见的、令人烦恼的而又一直不能解决的问题(图 5-5)。

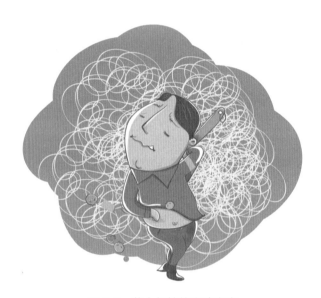

图 5-5　惹人烦恼的皮肤瘙痒

那么为什么尿毒症患者容易瘙痒呢? 目前认为可能的原因有:

1. 离子水平异常　因肾脏排泄功能不良,尿毒症患者常存在钙、磷、镁、铝的水平异常。有研究发现透析患者皮肤中钙、镁、磷浓度显著升高,磷酸钙或磷酸镁在皮肤沉积可以通过调节神经传导和肥大细胞释放组胺引起皮肤瘙痒。

2. 甲状旁腺功能亢进　可导致皮肤组织中钙盐沉着增多,同时刺激皮肤肥大细胞释放组胺和 5- 羟色胺而致瘙痒,在接受甲状旁腺次全切除术后,部分患者的瘙痒可消除。

3. 中分子毒素及炎性介质潴留　尿毒症的患者体内毒素水平高,即使进入透析,也不可能完全清除中大分子毒素,像 β2- 微球蛋白及全段甲状旁腺素等中分子毒素蓄积,以及一些炎性介质如白细胞介素 -2(Interleukin-2,IL-2)、白细胞介素 -6(Interleukin-6,IL-6)、肿瘤坏死因子(tumor necrosis factor,TNF)等清除减少,均引起皮肤瘙痒。

4. 组胺排出减少　正常生理情况下,组胺主要通过肾脏排泄,但是尿毒症患者由于肾小球滤过率降低,导致组胺潴留在体内,此外皮肤对组胺的敏感性显著增高也增加了皮肤瘙痒的发生率。

5. 透析相关　有一部分患者在进入透析后出现瘙痒,透析材料及消毒用品与血液接触可能导致了瘙痒的发生和加重。消毒用碘、高锰酸钾、穿刺针含有的镍、消毒防腐药、环氧树脂、福尔马林、环氧乙烷等接触血液可以致敏引起瘙痒。透析膜的材质不同也可能导致瘙痒。

6. 皮肤干燥　尿毒症患者由于皮脂腺 / 汗腺萎缩、表皮脱水、皮肤屏障功能受损、外源性物质刺激等,皮肤干燥比较常见;并且皮肤干燥的程度与瘙痒严重程度显著相关。

7. 合并肝脏疾病　梗阻性黄疸导致的胆汁酸淤积可以刺激肥大细胞释放组胺而引起皮肤瘙痒,因此合并肝炎的慢性肾功能不全患者更容易发生瘙痒。

那么瘙痒应该如何治疗呢?由于它的发生机制比较复杂,且发生机制尚未完全明了,所以临床治疗尚不十分理想。可选的措施包括:

(1)寻找病因:比如积极纠正钙磷代谢紊乱、改善炎症状态、加强透析、尝试高通量透析或血液滤过、血液灌流等加强毒素清除,对于严重甲旁亢患者可行甲状旁腺切除术。

(2)对症止痒:首先注意皮肤清洁和保护,多用温水擦身,多涂抹润肤乳,勤换内衣、床单,少用刺激性物品如酒精等。同时可考虑辣椒辣素软膏、他克莫司软膏、紫外线 B 照射皮肤、针灸和电针,或者口服活性炭、考来烯胺、阿片受体拮抗剂(纳洛酮和纳曲酮)来止痒。

最后提醒各位患者,即使瘙痒,也应当避免剧烈搔抓皮肤,可以改变抓痒方式如拍打皮肤等。即使要搔抓也应采取剪短指甲或戴手套等措施,避免皮肤抓破后继发感染。

(王　琰)

（六）慢性肾脏病的治疗目标与定期监测

CKD 是指肾脏损伤或肾功能下降持续超过 3 个月,包括肾小球疾病、肾小管间质疾病、肾血管疾病等。和高血压、糖尿病等其他慢性病一样,CKD 在目前的医疗技术条件下还不能被彻底治愈;但如果不加干预,CKD 会逐渐进展,最终进入不可逆的肾衰竭阶段。因此,对 CKD 患者采取适当的防治措施是十分必要的。总的来说,CKD 的治疗目标有以下几方面:

1. 保护肾功能,延缓肾脏病进展　首先要找出病因,积极治疗原发病。另外,任何能够引起肾单位功能丧失的因素都会促进肾脏病的进展,因此需要尽量去除这些危险因素,包括控制血压、血糖,减少尿蛋白,避免应用有肾毒性的药物,避免感染、剧烈运动等等。

2. 改善临床症状,提高患者的生存质量　一旦 CKD 患者出现相关临床症状,可以应用药物加以控制。例如应用促红细胞生成素治疗肾性贫血,可以改善患者的体力和一般情况。通过药物维持正常的钙磷水平,可以防治 CKD 患者的皮肤瘙痒和骨病,从而提高患者的生活质量。

3. 防治 CKD 的并发症,保护肾外器官　CKD 到了终末期往往会出现其他器官的并发症,如心脏、肺、脑血管、肌肉、骨骼等。此时需及时就医,进行一体化的治疗,避免这些器官的严重病变。

如前所述,CKD 很难根治,很可能伴随患者终生,因此需要定期监测病情,调整治疗方案。监测指标因人而异,并且同一个患者在疾病的不同阶段需要重点关注的临床指标也不一样。总的来说,对于肾功能正常的患者来说,需要定期监测血压、尿常规、血白蛋白、肌酐等指标;而对于肾功能不全的患者来说,则需要重点关注肌酐、血红蛋白、血钾、血钙、血磷、甲状旁腺激素以及肾外器官的并发症等。

（梁耀先）

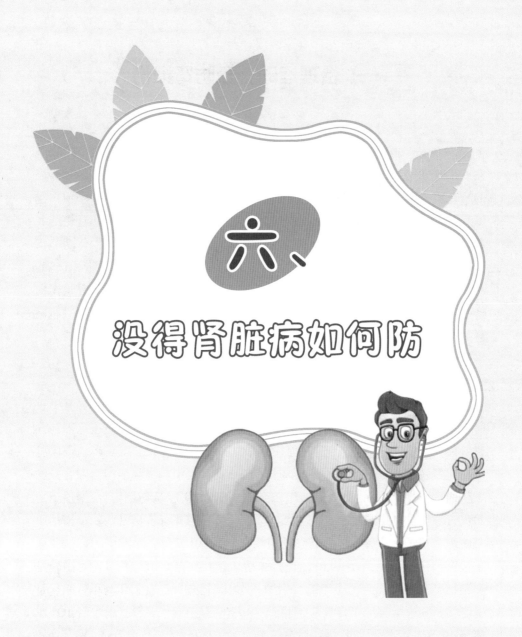

六、

没得肾脏病如何防

（一）合理运动，预防肾损伤

　　前些天邻居王大姐急急忙忙来找我，她说："我儿子今年 15 岁，正在备战中考，平时一直忙于复习考试。最近要准备体育测试，练习时跑了 1 500 米，跑完后出现恶心、呕吐，全身肌肉酸痛。这都 3 天了，还一直恶心，食欲不好，尿的颜色也是深茶色的。领孩子去化验医生说孩子肾脏有问题，但孩子现在也没有浮肿。3 个月前曾经带他化验过肝肾功能和尿，都没有问题，您赶快给我看看，孩子是怎么了？"我拿起孩子的血和尿的化验单一看，孩子的肾功能指标（血肌酐）明显升高，超过正常值高限的 2 倍多，反映肌肉损伤的指标（肌酸激酶）也高了很多。我告诉王大姐："别着急，孩子是由于剧烈运动后肌肉损伤引起的急性肾损伤，先让孩子多饮水及服用碱性药物（碳酸氢钠），促进肌肉释放的肾毒性物质排泄，别担心，孩子很快就会恢复的。"但这到底是怎么回事呢？

　　原来引起这孩子急性肾损伤的病叫横纹肌溶解综合征，其病因有多种，常见的有剧烈运动、外伤、药物毒物、遗传代谢性疾病等。①剧烈运动：尤其是平时不运动一开始就直接进行剧烈运动者，在高温潮湿的环境下，过度运动易导致骨骼肌溶解，肌细胞成分进入血循环，常引发急性肾损伤，严重者出现多脏器功能障碍；②外伤：任何导致肌肉损伤的外伤都可引起横纹肌溶解综合征的发生，目前最常见的为暴力或挤压伤，如爆炸、地震、建筑物倒塌等；据报道自然灾害中伤员挤压伤的发病率为 20%，而从中存活并解救出来的伤员横纹肌溶解综合征的发病率高达 40%；③药物及毒物：引起横纹肌溶解综合征造成急性肾损伤的药物主要有降血脂药、酒精、成瘾药、催眠镇静药等。美国他汀类药物安全评估协会通过对 21 个独立的临床试验进行分析，认为尽管肌病是他汀类药物最常见的不良反应，但其发生率仍是较低的，约 3% 的患者出现肌痛，5/10 万人年出现肌炎，横纹肌溶解率为 1.6/10 万人年，其中 10% 是致命的。国外学者曾经对横纹肌溶解综合征患者的病因进行分析，发现患者中酗酒者占 49% 左右。此外，感染、高热、低温、癫痫持续状态等也可引起横纹肌溶解综合征。

　　横纹肌溶解综合征是怎么引起肾损伤的呢？ 横纹肌细胞受损后可释放

肌红蛋白入血液,大量的肌红蛋白从肾小球滤出而阻塞肾小管。另外在尿液酸性环境下,肌红蛋白分解为珠蛋白和亚铁血红蛋白,后者可诱发氧自由基形成,引起肾小管的损伤。

横纹肌溶解综合征的临床表现主要有全身症状(发热、恶心、呕吐等)、明显的肌肉症状(肌痛、乏力、肢体肿胀)以及尿色异常(黑色尿或茶色尿)等。50% 的患者发生急性肾损伤,严重者需要血液透析治疗。部分患者也会出现肝损伤、弥漫性血管内凝血以及多脏器功能衰竭等并发症,甚至危及生命。实验室检查可见血清肌酸激酶、血和尿肌红蛋白明显升高。运动性横纹肌溶解综合征的血清肌酸激酶常 >1 000U/L,或者为正常上限值的 5 倍。

运动性横纹肌溶解综合征的防治:①适量运动,运动强度要循序渐进,避免长时间剧烈运动;②避免在低血容量情况下(腹泻、呕吐及体内"缺水"等)运动;③怀疑横纹肌溶解综合征时应及时就医,运动性横纹肌溶解综合征发展迅速,及时正确治疗至关重要,包括:①补液:早期应大量补液,防止血容量不足,防止肌红蛋白管型形成;②碱化尿液:促进肾脏对肌红蛋白的排泄;③能量支持:补充足够能量可减少机体能量消耗,减少蛋白质分解,从而有助于细胞修复;④避免使用肾损伤药物,尤其是运动损伤后尽量避免使用止痛药,如必须使用要咨询肾内科医生;⑤血液净化:严重者需要血液净化治疗,血液透析和血液滤过可清除有害物质,减少其对肾脏的损害。

王大姐听完我的叙述后,明白了儿子的问题,经过一周的观察及治疗,孩子的肾功能及尿液检查指标均恢复了正常。现在大多数人生活节奏快,没时间规律运动,这部分人群在剧烈运动后比较容易出现急性肾损伤。我们对这个问题应该引起重视,合理地、循序渐进地安排自己的运动量和运动强度,防止肾损伤的发生(图 6-1)。

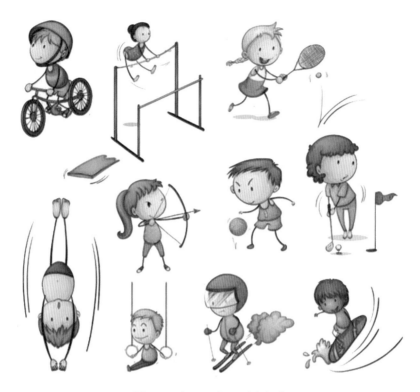

图 6-1 合理运动,预防肾损伤

（蔡美顺）

（二）老年人如何防治肾脏病

老龄化现在已成为世界各国面临的严峻挑战,与发达国家相比,我国面临人口老龄化的挑战更为严峻和艰巨。CKD 是老年人最常见的疾病之一。由于老年 CKD 具有病因复杂、病程隐匿、影响因素多、表现不典型、进展快等特点,知晓率、诊断率和治疗率均很低。

那么,老年人应该如何应对 CKD 的困扰呢(图 6-2)?

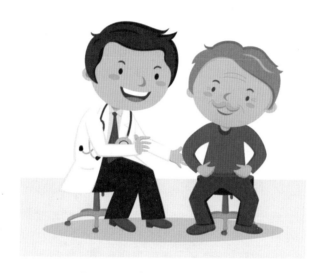

图 6-2　老年人如何防治肾脏病

1. 肾脏病为什么会缠上我　很多老年 CKD 患者通常会问:CKD 为什么会缠上我? 这个病是怎么来的? 还有一些老年朋友会问:肾脏病可以预防吗?

老年人 CKD 发生率为什么比较高呢? 一方面,老年人肾脏功能随着年龄的增加而下降,比如肾血流量减少、肾小球滤过率下降,导致肾脏清除功能降低,服用某些药物时更容易出现药物性肾损伤。老人按说明书常规剂量服用某些药物,对肾脏来说可能已经"超量",就会进一步导致发生肾损伤。例如,非甾体类药物,也就是解热镇痛药物,大部分经肾脏排泄,滥用或超剂量使用对肾脏的损害可想而知,特别是高热合并严重腹泻、脱水时,用药更要格外小心。另一方面,随着生活方式和疾病谱的改变,由高血压、糖尿病、高脂血症、高尿酸血症等代谢性疾病引起的 CKD 发病率不断上升,已超过了老年人"传统"的好发肾脏疾病,如膜性肾病、肾淀粉样变、多发性骨髓瘤肾损害等。

因此,老年人服用某些药物时要注意适度减量,尤其是有肾脏病的老年患者,不论何病,就医时一定要告诉医生自己的病情及用药情况,医生会根据肾功能检查结果,用公式计算出患者的肾小球滤过率,从而确定合适的用药剂量。若老年人能够积极治疗易引起 CKD 的相关疾病,遵医嘱合理服药,不听信小广告而滥用药物和成分不明的保健品,拥有健康的生活方式,将会明显减少或延缓 CKD 的发生。

2. 定期检查,早期发现肾脏病　正如其他慢性疾病一样,CKD 也被临床医生称为"隐形杀手"。那么,老年人怎么知道自己是否得了 CKD 呢? 它有哪些常见症状? 是不是通过这些症状就可以判定自己是 CKD 患者呢?

CKD 的常见症状有水肿、尿色或尿量的改变、疲乏无力、面色苍白、食欲减退、恶心呕吐等,但这些都不是 CKD 的特有症状和体征。CKD 没有特有的症状,甚至有些患者无症状,是否患有 CKD 需要进行相关检查加以确认。如果老年人出现上述症状,应及时到医院做尿常规、血常规及肾功能检查,以确定是否患上了 CKD。

另外,老年朋友,特别是患有高血压、糖尿病、高脂血症、痛风等疾病以及常年大量服药的老年患者,不管有无上述症状,都需要定期到医院进行筛查,包括尿常规、肾功能等检查项目。而对于已经患上 CKD 的患者,同样需要定期到医院进行复诊及相应检查,便于医生观察疾病进展情况及药物疗效和不良反应,并据此进行药物调整。

3. 进行合理的个体化治疗　和高血压、糖尿病等老年人常见疾病一样,CKD 很难彻底治愈。但得了 CKD 并不可怕,只要进行合理治疗,最大限度地延缓疾病进展,积极控制合并症和并发症,老年 CKD 患者仍然可以安度晚年。

根据肾小球滤过率,临床上把 CKD 分为 5 期,CKD 的并发症如肾性贫血、电解质紊乱、钙磷代谢紊乱等一般从 CKD3 期以后开始出现。对于 CKD 及其并发症,应因人而异、因病而异的进行个体化治疗。比如,对于合并蛋白尿的高血压或糖尿病患者以及尿蛋白量较多的原发性肾小球疾病患者,可以选择使用血管紧张素转化酶抑制剂或血管紧张素受体拮抗剂,这两类药物有独立于降压作用之外的降低尿蛋白的作用,还能够保护肾功能和心脏,但它们只适用于早期 CKD 患者及透析患者,而不适用于肾功能严重受损的非透析患者以及严重高钾血症、双侧肾动脉狭窄等情况。

如果 CKD 发展到终末期肾衰竭,患者需要进行透析或肾移植等肾脏替代疗法,这将为患者及其家庭带来一些麻烦及沉重的经济负担。积极预防、早期诊断、合理治疗是防治老年 CKD 的关键。

（王　宓）

（三）警惕药物性肾损害

老年人常同时存在多种慢性疾病,用药机会多,服药种类也多,这些药物在发挥治疗作用的同时,难免出现不良反应,药物性肾损害就是其一。除了服药多,老年人更容易发生药物性肾损害还与多种因素有关。随着年龄的增长,肾脏形态和功能均发生变化,肾脏逐渐萎缩,肾血流量及肾功能逐年降低,肾脏的储备功能明显下降。老年人对药物的吸收、分布、代谢及排泄等均发生很大变化,使许多药物的作用增强或作用更持久,甚至在血浓度较低的情况下也可以出现毒副作用。老年人的药物性肾损害与年轻人相比,还有一个特点就是肾损害发生后肾功能更不容易恢复。因此,药物性肾损害的问题在老年患者很突出,需引起重视。

为了减少药物性肾损害的发生,要尽量减少易导致肾损害药物的使用。哪些药物容易导致肾损害呢?

1. 抗生素　也就是我们常说的消炎药,可引起急性肾小管坏死、急性间质性肾炎等,导致急性肾损伤。老年人存在脱水、合用其他肾毒性药物、原有肝肾疾病等危险因素以及抗生素大剂量、长期联合应用时,更容易发生。常碰到这样的病例,七八十岁的老人,大多有高血压、糖尿病等基础病,因为发热、腹泻等用了一些消炎药后出现肾功能问题。因此,一些明确有肾毒性的药物如氨基糖苷类抗生素应尽量避免使用。

2. 解热镇痛药　包括我们常用的退烧止痛的吲哚美辛、布洛芬、百服宁等均有潜在肾毒性。这些药物既可以引起急性肾损伤,也可在长期服用后逐渐进展出现肾功能异常。止痛药肾病就是长期服用止痛药,达到一定累积剂量后,出现了肾功能损害。

3. 一些抗肿瘤药　如顺铂、丝裂霉素等,特别是联用时,更会增加药物的肾毒性。

4. 造影剂　老年患者也常接触造影剂,如冠脉造影、血管造影、CT造影检查等,肾损害的发生率也较高。

5. 中草药　具有肾毒性的中草药种类繁多。临床上常见的"马兜铃酸肾病"是指服用含马兜铃酸的药物导致的肾损害。常见含马兜铃酸的中药有关木通、广防己、马兜铃、天仙藤、青木香、寻骨风、朱砂莲等。含马兜铃酸的中成药和方剂有龙胆泻肝丸、妇科分清丸、排石冲剂、冠心苏合丸、跌打丸、耳聋丸等。值得注意的是，长期服用含马兜铃酸的药物还可并发泌尿系统肿瘤。

老年人的药物性肾损害应以预防为主，一旦出现，要及时停药并到肾内科就诊。以下几点要引起注意：

（1）尽量少用易导致药物性肾损害的药物，如肾毒性很明确的抗生素、解热镇痛药等。如果必须使用，尽量选择肾毒性小的药物。具体药物选择可咨询肾内科医生。

（2）使用时要注意用药的剂量、疗程和对危险因素的发现和纠正。

（3）已知一些将要使用的药物有肾损害时，要做好预防措施，比如使用造影剂前要充分水化，使用一些易形成结晶的药物要多饮水、碱化尿液等。

（4）用药期间要仔细观察，由于肾功能轻度损害时大多没有症状，要做好定期监测，包括血药浓度及肾损害的相关指标，如尿检及肾功能等，及早发现，及早处理。

（甘良英）

（四）女性为什么容易患尿路感染

尿路感染是泌尿系统常见的疾病之一。据不完全统计,40岁以下女性尿路感染的发病率为男性的8~10倍,未婚女性尿路感染的发生率为1%~2%,已婚女性达3%~4%,妊娠期更高达10%。临床上常常遇到一些患者,尿频、尿急、尿痛反复发作,病情迁延不愈。常有患者跟医生说:"我很注意卫生,每天清洗下身,为什么还是这么容易得病呢?"那么女性为什么容易招致尿路感染呢?这是由女性的解剖生理特点所决定的(图6-3)。

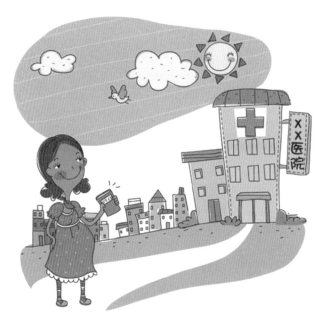

图6-3　女性为什么容易患尿路感染

正常人的尿道及尿道口有大量细菌寄生,细菌可上行至膀胱,但膀胱可将细菌迅速破坏,这是因为膀胱有抑制细菌繁殖的作用,也就是说膀胱有防御尿路感染的机制。目前认为这种防御作用的机制是膀胱黏膜表面覆盖一层黏液"保护层",可防止细菌直接与膀胱黏膜接触,加之肾脏不停地产生尿液流至膀胱,最终将细菌冲洗出去,这样就不易发生尿路感染。而女性的尿道仅 3~5cm 长,且直而宽,尿道括约肌作用较弱,尿道口与阴道和肛门接近,在一些不利因素和妇女月经期、妊娠期、性生活等外来刺激下细菌容易沿尿道口上行至膀胱造成感染,另外:①尿路梗阻:如尿道狭窄、结石及神经源性膀胱,常常由于排尿不畅、膀胱内残余尿增多而有利于细菌生长繁殖;②膀胱输尿管返流:也就是当膀胱内的压力增高时,膀胱内的有细菌生长的尿液沿输尿管逆流到肾脏而导致肾盂肾炎;③尿道插管及器械检查:不仅能把病菌带入膀胱或上尿路,还可使黏膜损伤招致感染,以上这些均是尿路感染的易感因素和诱发因素。

因此,女性较男性更易患尿路感染。难怪有人称它为女性的"第二感冒",意思就是尿路感染对女性来说就像感冒一样常见。由于尿路感染反复发作与各种不利因素的存在有关,因此平时要注意多饮水、多排尿,在治疗上不仅采取药物治疗,而且要从根本上解决和避免这些不利因素发生,方可取得较好疗效。

（韦　洮）

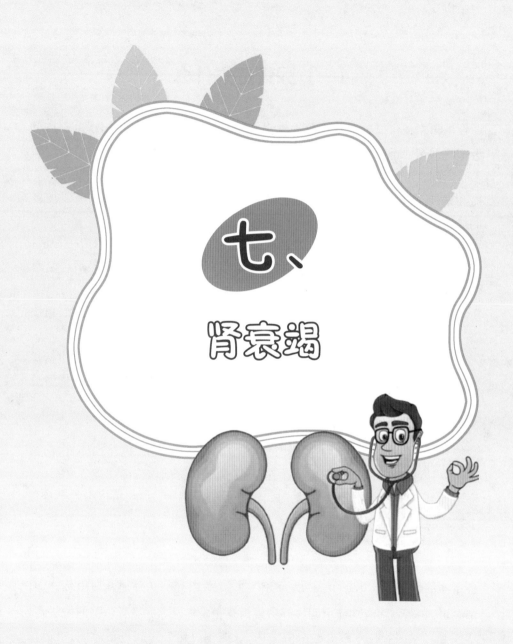

七、

肾衰竭

（一）尿毒症是什么

出租车司机老陈近半个月来觉得头晕眼花、食欲很差，有时会恶心，甚至会把吃的东西都吐出来，浑身没劲，不知道怎么了，尿量似乎也不像以前那么多了。到底这是怎么了呢？家里人催促他赶快到医院看看。医生给他化验了血和尿，还做了 B 超，之后告诉他的家人，老陈得的是尿毒症，同时合并了严重的贫血、高血压、酸中毒。

这对于老陈一家简直是一个晴天霹雳，所有人，包括老陈，都想着一句话：尿毒症，那可是绝症啊！听人家说过，尿毒症需要不停花钱透析，最后还会落得人财两空的下场。

那么什么是尿毒症？尿毒症到底是不是绝症呢？难道患了尿毒症，很快就会死吗？下面让我们一起来谈谈这些问题。

1. 什么是尿毒症　正常人有两个肾脏，具有很强大的生理功能，包括排泄体内的代谢废物、维持体液、电解质及酸碱平衡以及内分泌功能——通过分泌某些激素，调节血压、调节钙磷代谢、促进骨髓生成红细胞等等。

当各种原因导致肾脏功能受损，进展到终末期肾脏功能衰竭时，肾脏不能维持其基本功能，导致体内的代谢产物和毒素、水分不能及时排出体外，滞留在体内，就会导致机体内部生化过程紊乱，同时肾脏的内分泌功能也受损，这样将会引起一系列综合征，这就是尿毒症。尿毒症一旦发生，可以引起全身各个系统的症状，见表 7-1。

2. 尿毒症一定是不可逆的吗　不是。如果是各种原因引起的急性肾衰竭或者有急性可逆诱因的尿毒症，如药物或毒物引起的急性肾小管坏死、进展迅速的狼疮性肾炎尿毒症、结石、血块堵塞等引起的急性尿路梗阻等，及时消除可逆病因后，肾功能可明显好转或恢复正常。尿毒症患者正确的做法是，尽快到一家医疗技术较好的医院求医，让医生有机会寻找可逆病因，争取及早去除可逆因素，使肾功能得以不同程度的恢复。一旦错过了可逆的尿毒症治疗时机，则会变成不可逆转的尿毒症。

表 7-1　尿毒症的各系统临床表现

各系统	临床症状
消化系统	厌食、食欲减退、恶心、呕吐、消化道溃疡或出血
血液系统	贫血、出血倾向、白细胞异常
心血管系统	高血压、心衰、心包炎、动脉粥样硬化
呼吸系统	气短、尿毒症肺炎、尿毒症胸膜炎
神经系统	尿毒症脑病、周围神经炎、肌肉病变
骨骼系统	肾性骨营养不良(肾性骨病)、骨痛、易骨折
内分泌系统	甲状腺功能低下、促红细胞生成素减少、活性维生素 D 生成减少
其他系统	免疫系统、生殖系统、皮肤病变

3. 不可逆的尿毒症是绝症吗？应该如何治疗　由于肾脏病的知识在我国尚未普及，尚有不少人认为尿毒症是不治之症，其实不然。20 世纪随着肾脏替代医学的发展，透析、肾脏移植等方法已广泛应用于尿毒症患者，不但使得不少患者的生命得以延长，而且生活质量也越来越好。透析患者生存时间超过 10 年的大有人在。大部分透析患者在规律透析的同时，坚持合理安排饮食和生活，应用促红细胞生成素等药物，都能生活自理，甚至重返自己的工作岗位。因此，选择适当的肾替代治疗方式可以有效地治疗尿毒症。

4. 目前有哪些肾脏替代治疗方式可供选择　目前，肾脏替代治疗方式有三种：血液透析、腹膜透析和肾移植。

肾移植是治疗尿毒症的最理想有效的手段，是将健康者的肾脏通过手术移植给肾衰竭的患者，成功的肾移植会恢复正常的肾功能(包括内分泌和代谢功能)。移植肾可由尸体或亲属提供。与透析患者相比，移植患者所受的限制更少，生活质量更高。肾移植后需要长期使用免疫抑制剂，以防排斥反应。但是，近年来，由于肾源短缺，能够接受肾移植的患者明显减少，绝大多数患者需要选择透析治疗。

血液透析可通过应用人工透析器和透析机帮助尿毒症患者清除体内的代谢废物、毒素以及多余的水分，纠正酸中毒和电解质紊乱，需要到医院做，血透通常每周 3 次，每次 4 小时，由经过特殊培训的透析专职护士来操作，医生会全程监测患者的情况,及时处理各种并发症。血透患者需要提前建立血管通路,包括临时性或半永久性中心静脉置管,以及永久性血管通路(自体动静脉内瘘及移植血管内瘘)。

腹膜透析应用人体自身的腹膜作为透析膜,通过向腹腔内注入透析液,将腹膜清除的体内代谢废物、毒素以及多余的水分都排出至透析液中,同时补充人体必需的物质,通过不断更换新鲜透析液即可达到血液净化的目的。开始腹透前,需要先通过手术将一根柔软且有韧性的硅胶管插入腹腔最低处,保证液体可以进出腹腔。

5. 既然必须透析,是不是晚些透析更好 很多人"谈透析色变",觉得透析就是已经走入了绝境,所以心理上本能地拒绝、排斥透析,认为越晚开始透析越好,直到出现种种严重的甚至威胁生命的并发症时,才来到医院,紧急透析治疗。

其实,开始透析治疗的时间一定不能太晚,否则可能有生命危险。目前有比较公认的紧急透析指征,当患者出现这些指征时就要紧急透析,否则有生命危险。但是,紧急透析存在很高的风险。在紧急透析的准备阶段,患者就可能出现各种意外;而且即使及时开始了紧急透析,透析过程中患者发生意外的风险也是很大的。

6. 透析可以在家中做吗 近来,常常有报道,尿毒症患者由于无力负担高额的透析费用,去不起医院,迫不得已,只能在家中自己透析。乍一看,实在让人感叹唏嘘。其实,很多人不知道的是,透析完全可以在家自己做。

腹膜透析就是一种居家进行的透析方式,患者本人或家属经过短期培训后即可在家自行更换透析液,操作简单,每日换液3~4次,每次2L透析液存腹,每次换液需30分钟左右。换液时间经常安排在三餐前后和晚上睡觉前,对日常生活影响很小。另外,还可以应用腹膜透析机来进行自动化透析治疗,每天晚上睡觉前连接机器、早上断开,由机器来进行换液,适用于白天需要上学、工作的儿童及成人等。患者只需每月到医院随诊一次,定期留取血、尿、透析液等化验相关指标,由专职的腹透护士进行全面的评估,根据上述结果,医生将进行治疗效果评价和相应的处方调整。除换液时间外,腹膜透析患者可以继续日常生活和工作。而且,腹膜透析的费用要低于血液透析,对于一些经济紧张的自费患者,更为适合。

7. 如何选择适合自己的透析方式 血液透析和腹膜透析的疗效相近,但各有其优缺点,在临床应用中互为补充。

在透析方式的选择上,要根据患者自身的情况以及两种透析方式的特点来定。绝大部分患者既适合做腹透,也适合做血透。少数患者存在血透或腹透的禁忌证,只能做腹透或血透。血透只有相对禁忌证,包括休克或低血压、严重活动性出血、严重心律失常等。腹膜透析特别适用于老人、有心血管疾病的患者、糖尿病患者、儿童患者、做动静脉内瘘有困难者以及居住地离医院较远、活动不便者。具体方式的选择,可在患者或家属与医生讨论后决定。

需要注意的是,如果不是存在绝对的禁忌证,两种透析方式可以相互转换,也就是说,血透的患者如果出现了严重的心律失常、心肌梗死、活动性出血等情况时可转至腹透;而腹透患者如果出现了反复发作或难治性腹膜炎时也可以转为血透继续治疗。

因此,一旦发现尿毒症,不要恐惧,患者可以和医生讨论确定肾脏替代治疗的方式,及早开始治疗。无论选择哪种方式,尿毒症患者都应该积极配合医生的治疗,定期随访,及时发现各种并发症;而医护人员也需要不断加强对透析患者的随访,及时根据患者的情况调整处方。及时控制各种并发症,绝不能认为开始透析后,医生定期开药就行了。

面对尿毒症,患者也不应该完全被动,束手无策。尿毒症患者需要积极配合治疗和社会关爱。积极主动配合治疗有助于提高治疗质量,降低治疗费用。家庭和社会的关爱、支持将给尿毒症患者带来更大的勇气和更多的帮助。患者还应尽可能重返工作岗位,通过工作不仅可以减少治病的经济压力,而且会使患者发现自我价值,从心理上、生理上回归社会,有助于患者保持平和乐观的心态,带来更好的治疗效果。谁说尿毒症患者得的是绝症,只能靠透析维持残生? 迄今为止,在各种器官衰竭中,肾脏的替代治疗可以说是最成功的。尿毒症患者可以旅游,可以运动,可以帮助他人,可以照顾家人,可以上班、上学,他们的人生可以非常精彩!

曾经有一位透析患者对我们说过,我现在做腹透,争取做 10 年,等我做不了腹透了,我就转到血透再做 10 年,再不行了,我还可以做肾移植嘛,加起来至少再活 30 年! 她乐观的生活态度和对肾替代治疗方式的信任让我们医护人员也为之感染、感动。生活把握在自己手中,做个生活的强者,善待尿毒症,多活几十年自然不在话下!

后记:

老陈在 3 年前结合自己需要重返工作的情况和家庭的经济状况,在和医生商量后选择了腹膜透析。由于老陈每天还能排 1 000ml 的尿（残余肾功能很好），因此每天只需换液 3 次（早上起床、下班后、睡觉前），身体状况很稳定，每月还会有固定的收入。

（赵慧萍）

（二）致命的高钾血症

对于肾衰竭竭及透析的患者来说，高钾血症是一个很常见的并发症。那么什么是高钾血症呢？正常的血钾水平是 3.5~5.5mmol/L，若血钾 >5.5mmol/L，称为高钾血症。

那么引起高钾血症的原因有哪些，透析患者为什么容易发生高钾血症呢？原因有如下几点：

1. 肾排钾减少　肾脏是排泄钾最重要的器官，当出现急性肾损伤、慢性肾衰竭竭时，肾脏排钾能力下降，血钾在体内潴留，导致高钾血症的发生。而且很多透析患者没尿，那么体内的钾很难排除，若饮食不控制，摄入含钾丰富的食物，高钾血症会极其常见。另外，某些药物可以导致肾脏排钾减少，如保钾利尿剂（螺内酯等）、ACEI/ARB 类降压药。若患者血钾升高，不建议应用以上药物。

2. 细胞内的钾转移到血液中　当患者出现溶血、组织损伤、烧伤等情况时，细胞破坏，释放细胞内的钾，导致血钾升高。还有其他情况：如代谢性酸中毒、应用洋地黄类药物等，虽然不存在细胞破坏，但是细胞膜通透性及细胞膜质子泵活力发生改变，也可以导致细胞内钾转移到血液，或阻止血液中的钾回到细胞内，从而导致血钾升高。

3. 钾摄入过多　很多食物，如橘子、香蕉、柚子、海带、土豆、某些绿叶菜等含钾量丰富，还有某些营养品、药物本身也含钾，如果摄入过多，肾脏排泄存在障碍的时候，极易导致血钾的升高。

那么，血钾升高了，会带来哪些危害呢？高钾血症的危害的严重性取决于血钾升高的速度和程度以及有无其他代谢紊乱。它的危害主要表现在以下几个方面：

1. 心血管系统损伤　心血管系统损伤是最严重的并发症。高钾可以抑制心脏，导致心律失常、心力衰竭、心脏骤停甚至猝死。高钾血症的透析患者，有些时候真是"躺着进来，走着出去"，通过透析纠正高钾血症后心脏抑制明显好转；但也有就诊不及时出现心律失常、心脏骤停，发生猝死的情况。

2. 神经肌肉系统损伤　患者可以感觉到手脚、口唇发麻，浑身乏力，若是血钾升高很明显，甚至可以导致呼吸肌麻痹，患者可出现呼吸困难甚至窒息死亡。

某些患者可能还伴有恶心、呕吐、肢端湿冷和腹泻等其他不特异的症状。

高钾血症的诊断很简单方便,通过抽血检查电解质(其中包含血钾)就能明确。如果存在高钾血症,应同时行心电图检查,看是否存在心脏损害。

高钾血症的危害极大,控制血钾对于患者来说至关重要。我们可以应用以下方法降低血钾:

(1) 促进钾排泄:应用降钾树脂促进胃肠道排钾;透析直接清除血液中的钾;若患者有尿,可通过利尿促进肾脏排钾等。

(2) 促进血钾向细胞内转移:应用高糖+胰岛素、碳酸氢钠。

(3) 若出现高钾心脏抑制,给予葡萄糖酸钙抑制高钾的作用。

透析患者因肾脏排钾功能下降,需要血液透析降钾治疗,但血液透析一般每周 3 次,每次 4 个小时,透析间期的血钾排除困难。所以,预防高钾血症的发生更为重要。预防的根本就是遵循低钾饮食的原则,尽量减少含钾丰富食物的摄入(图 7-1)。下面跟大家介绍一下,哪些食物含钾丰富,需尽量少食:高钾蔬菜:菠菜、土豆、芥菜、苦瓜、香菇、韭菜、冬笋、海带、金针菇、木耳、豆芽等;高钾水果:枣、香蕉、橘子、柚子、橙子、哈密瓜、石榴、香瓜、葡萄、杨桃、猕猴桃等;其他:茶、茶类饮料、中药、玉米等。

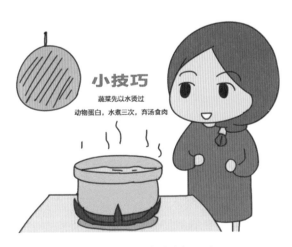

图 7-1　致命的高钾血症

在这里给大家介绍高钾血症的相关内容,希望 CKD、高钾血症的患者提高认识与警惕性,进一步提高生活质量。

(杨　冰)

（三）静谧的杀手，矿物质代谢紊乱和肾性骨病

随着 CKD 的进展，一些患者会出现肾脏功能受损，表现为血肌酐、尿素水平的升高，进展到一定程度，会出现各种并发症，如贫血、代谢性酸中毒、钙磷代谢紊乱及骨病等。

高钙血症、高磷血症以及继发性甲状旁腺功能亢进都与 CKD 患者的死亡率增加密切相关，患者心血管事件和软组织钙化风险明显增加。然而，在疾病早期，患者往往没有不适症状。正确处理 CKD 患者矿物质和骨代谢异常对于改善长期预后和生活质量非常重要。这里主要讲一下高磷血症的问题。

当肾功能下降到一定程度，就出现磷的排泄减少，造成体内磷的潴留和血磷水平的升高，这在终末期肾脏病透析患者中是一个非常突出的问题。对我国北京、上海和广州三个城市各 15 家血透中心的调查显示：高磷血症的发生率为 78%，远远高于发达国家。目前大量的研究显示：高磷血症与机体的多种代谢紊乱如低钙血症、活性维生素 D 水平降低、继发性甲状旁腺功能亢进等相关；高磷血症还可以直接诱发和加重血管钙化；高磷血症与患者的不良预后包括心血管事件和死亡率相关，因此控制高磷血症是一个非常重要的问题。

如何控制高磷血症？综合治疗很重要，主要涉及三个方面：

（1）限制磷的摄入。

（2）使用药物（磷结合剂）促进磷从肠道的排泄。

（3）对于透析患者应充分透析，增加磷从透析中的清除。

这里，我们主要讲一下如何限制饮食中磷的摄入。磷主要存在于富含蛋白质的食物中，但在不同的蛋白质食物中，含磷的比例是不同的。举例来讲，猪肝、虾皮含磷很高，而干海参含磷量则较低。鸡蛋的蛋白含磷低，而蛋黄含磷高。此外，食物中的磷以三种形式存在，包括无机磷、有机磷及植酸盐，它们在肠道的吸收率不同。天然食物中多为有机磷，其不能被完全水解，磷的吸收率为 40%~60%；食品添加剂中的磷为无机磷，容易被水解，磷的吸收率高达 90%~100%；植物蛋白和植酸盐中的磷在肠道的吸收率低于动物蛋白。作为维持性透析患者，保证足够的热卡和蛋白质摄入是十分重要的。而如何能够

在保证营养的基础上,减少磷的摄入呢? 我们应该学习和了解一下营养学方面的知识,注意尽量避免食用含磷高的食物、含大量磷酸盐添加剂的食物及饮料:如处理过的肉、火腿、香肠、鱼类罐头、炸鸡、烘烤的食物、可乐及其他软包装饮料。

当然,透析患者仅仅通过限制饮食中磷的摄入常不足以有效地控制高磷血症,而需要使用磷的结合剂,如碳酸钙、醋酸钙、司维拉姆、碳酸镧等,或者增加透析频率或延长透析时间,充分清除磷,使血磷控制在目标值水平,这样才能更好地改善维持性透析患者的预后。

（王　梅）

（四）你了解肾性贫血吗

肾性贫血是 CKD 的常见并发症（图 7-2）。多个研究结果均发现肾性贫血是尿毒症患者高死亡率的重要原因之一，关注肾性贫血刻不容缓！下面我们一起来学习下肾性贫血的有关知识。

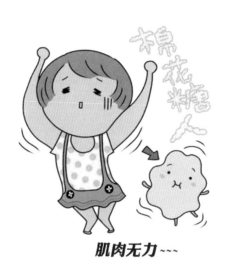

肌肉无力~~~

图 7-2　你了解肾性贫血吗

1. **肾性贫血的定义和特点**　肾性贫血可以出现在 CKD 早期，于 CKD3期发病率明显升高，到了 CKD5 期普遍存在，大多数患者均难以幸免。2001 年世界卫生组织对贫血的界定为成年男性血红蛋白 <130g/L，成年非孕期女性Hb<120g/L。2006 年 K/DOQI 指南也限定了贫血的标准，成年男性 Hb<135g/L，成年女性 Hb<120g/L。同时肾性贫血多为正常红细胞、正常色素性贫血，落实到我们的血常规的结果上，就是红细胞平均血红蛋白量、红细胞平均体积在正常范围内。

2. **肾性贫血发生的原因**　促红细胞生成素的相对缺乏是肾性贫血的主要原因。随着残余肾功能的减少，残存的肾组织不能对贫血时的缺氧刺激产生足够的应答，即使患者血浆的促红细胞生成素在正常范围内，但对于一名

CKD 患者来说也是不够用的,这也是促红细胞生成素在肾性贫血患者中广泛应用的原因;同时铁缺乏在 CKD 患者中也是相当常见的,患者往往因摄入不足或者丢失增多,出现铁缺乏,造成造血原料不足,加重肾性贫血的发生;另外红细胞寿命缩短、尿毒症毒素及红细胞生成抑制因子存在、甲状旁腺功能亢进、铝中毒、失血等等原因也在肾性贫血的发生中起到了重要作用。对于一名肾脏病患者来说,发生肾性贫血往往是多因素作用的结果,应积极排查病因,治疗肾性贫血才能有的放矢,起到事半功倍的效果。

3. 治疗的目标　2012 年 K/DOQI 指南建议促红细胞生成素的治疗肾性贫血不宜开始过早,治疗的时机以 Hb 100g/L 为界,当 Hb 在 100g/L 以上时不建议开始使用,当 Hb 小于 100g/L 时也不一定要马上用药,但应当避免 Hb 降到 90g/L 以下;并再次下调治疗上限,建议 Hb 不要超过 115g/L,尤其不要超过 130g/L。同时 2012 年指南也开始强调注意个体化治疗,临床实践中最终应根据患者病情调整治疗靶目标及治疗时机。

4. 肾性贫血定期监测　除定期复查血常规及网织红细胞计数外,血清铁蛋白可用于评价体内铁储备的情况,血清转铁蛋白饱和度可评估用于红细胞生成的铁的充分性。这些指标均可协助临床医生掌握患者病情,帮助患者制定更好的治疗方案。

肾性贫血的知识,您掌握了吗?

（王伊娜）

（五）肾性高血压

众所周知，我国高血压的发病率逐年上升，已成为威胁人类健康的重要公共卫生问题。但您是否知道，高血压与肾脏病有着密不可分的联系。长期高血压可导致 CKD，而 CKD 也可引起高血压（图 7-3）。由肾脏疾病所引起的血压升高称为肾性高血压，包括肾实质性高血压和肾血管性高血压。

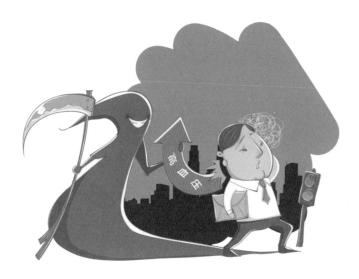

图 7-3　肾性高血压

1. 肾实质性高血压　肾实质性高血压是指由肾小球肾炎、肾盂肾炎、多囊肾、糖尿病肾病等多种肾实质疾病引起的高血压，这也是继发性高血压最常见的一种类型。血压升高通常是由上述肾脏疾病引起肾单位大量丢失，钠和水的排泄减少造成的。另外，肾脏疾病时某些内分泌激素的代谢紊乱也参与了高血压的发生。肾脏疾病引起高血压，而高血压又进一步加重肾脏病的进展，形成恶性循环。此时需治疗肾脏原发病，同时积极控制血压。

2. 肾血管性高血压　肾血管性高血压是指肾动脉主干或其分支狭窄引起的高血压。比如大动脉炎、肾动脉粥样硬化等均可引起血管狭窄，导致肾脏的血液供应不足，反射性地引起血压升高。在这种情况下，如果能够早期解除肾动脉狭窄,则血压可以恢复正常;而到了晚期即使解除血管狭窄,血压也很难再降至正常,因此对肾血管性高血压强调早期诊断,早期治疗。

与原发性高血压病相比,肾性高血压的降压治疗也有其特殊性。首先,必须选择那些既能有效降压又能保护肾脏的药物;其次,在某些情况下,如肾动脉狭窄或肾功能下降时,一些降压药不能使用或需要减小剂量使用;最后,肾性高血压往往更难以控制,可能需要加大剂量或多种药物联合使用,并且对于降压的要求也更加严格。

（梁耀先）

（六）心脑血管并发症的防治

心血管疾病是影响 CKD 患者预后的主要因素。CKD 患者发生心血管疾病或死于心血管疾病的风险均增加,被认为是心血管事件的高危人群（图 7-4）。

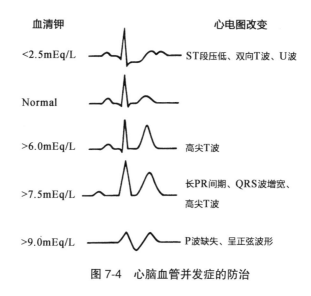

血清钾		心电图改变
<2.5mEq/L		ST段压低、双向T波、U波
Normal		
>6.0mEq/L		高尖T波
>7.5mEq/L		长PR间期、QRS波增宽、高尖T波
>9.0mEq/L		P波缺失、呈正弦波形

图 7-4　心脑血管并发症的防治

CKD 患者的心血管疾病(cardiovascular disease,CVD)主要表现为两大类:①心肌疾病:左心室肥厚及心肌纤维化等;②动脉粥样硬化:冠心病等。CKD 患者心血管疾病发病较其他人群早,发生率及死亡率高。

CKD 时与 CVD 有关的危险因素分为两类:一类是与一般人群相同的 CVD 危险因素,如高龄、男性、绝经、吸烟、糖尿病、高血压、脂质代谢紊乱、体力活动缺乏、CVD 家族史;另一类主要指与 CKD 及尿毒症相关的 CVD 危险因素,如细胞外液容量负荷过度、贫血、动静脉瘘、动脉硬化、蛋白尿、慢性炎症反应、营养不良、脂代谢紊乱、氧化应激、高同型半胱氨酸血症、钙磷代谢紊乱、促凝血因子等。

对于一名 CKD 患者,定期行心电图、生化指标、超声心动图等化验检查十分必要。如有心血管相关的症状,必要时还应进一步检查。

　　对于危险因素的控制,应做到控制高血压、纠正脂质代谢异常、纠正贫血及钙磷代谢紊乱、改善炎症状态及促凝血因素。干预措施还包括戒烟、适当增加运动、控制糖尿病、限制饮食、适当应用药物等。

　　慢性肾衰竭患者除心肌功能障碍外,常伴有容量超负荷,往往需要限制液体摄入、使用利尿剂甚至透析清除体内多余水分,适时开始透析治疗可有效减少容量负荷。在应用心血管药物时需注意根据肾功能调整药物剂量,避免血药浓度过高导致不良反应增多。

（朱　丽）

（七）生活指导 -1 便秘老大难

终末期肾脏病患者由于疾病本身的特点常常出现慢性便秘,透析虽能够有效地排除体内毒素,透析人群仍然是便秘的高发人群,众多患者受到顽固性便秘的困扰(图 7-5)。但是便秘问题并没有引起足够重视,被认为是"小毛病",问题不大,患者更不会主动向医生反映情况。老便秘真的是小毛病吗? 便秘和透析有关吗? 透析患者该怎样解决便秘问题呢?

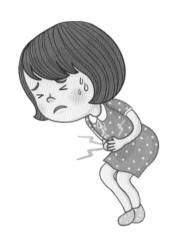

图 7-5　便秘老大难

1. 慢性便秘的定义　慢性便秘患者常表现为便意减少或缺乏便意,想排便而排不出(空排)、排便费时(超过 10 分钟)、每日排便量少(<35g)。其诊断主要标准:病程至少 6 个月,且近 3 个月出现以下 2 个或 2 个以上症状:1/4 时间里有排便困难;1/4 的排便为颗粒状或硬块;1/4 时间里有排便不尽感;1/4 的排便中有肛门直肠梗阻感;1/4 的排便需要人工辅助如泻药、开塞露、手抠等;排便次数每周 <3 次。不用泻剂时很少出现稀便。

2. 透析患者是便秘高发人群的原因

(1) 药物的影响:透析患者常服用的某些药物如:含钙的磷结合剂、铁剂、钙通道阻滞剂、利尿剂以及其他可能较长期服用的药物,如抗抑郁药、抗组胺剂、抗酸药(包括铝、镁),非甾体抗炎药等均可能导致便秘等不良反应。

(2) 控制液体摄入:透析患者必须适当控制液体的摄入,血液透析患者要控制透析间期体重的增长,尤其少尿或无尿患者更应严格限制水分及含钾的水果、蔬菜等食物的过量摄入,致使肠道内水分、纤维素不足,肠蠕动减弱,易发便秘。

(3) 防治超滤过度:血液透析过程中,在 4 小时的透析时间内要清除 2~3 天蓄积的毒素和体内过多的水负荷,由于大量水分被超滤,尤其是血液透析间期体重增加过多者,超滤量过大,细胞外液急剧减少,会造成肠液减少,大便干结,特别当体重接近或低于干体重时,过度超滤不仅可致尿量减少,也可引起或加重便秘。

(4) 生活习惯的改变:每周 2~3 次的血液透析治疗会干扰部分患者的作息规律及排便习惯,血液透析中出现便意时,由于环境所限,大多采用抑制便意的方法,未能及时排便,久之会增加或加重便秘发生。

(5) 其他:日常活动量少、长时间坐位及卧床等生活方式、老年以及存在糖尿病等基础疾病的透析患者更易出现便秘情况。

3. 透析患者便秘的危害　大多数慢性便秘为功能性疾病,一般不会威胁到患者生命,慢性便秘常伴随有腹痛、腹胀、恶心、呕吐、疲倦和头痛等症状,若持续进展,也可导致一系列并发症(如肛裂、直肠脱垂、粪便嵌顿、甚至肠梗阻等),大大降低了透析患者的生存质量。

更值得关注的是,长期便秘会增加高钾血症的发生率;影响血液透析中干体重和超滤量的正确设定,导致超滤量的高估,血液透析中低血压、肌肉痉挛等并发症增加,患者痛苦,影响透析疗效。粪便长时间潴留在肠道内,粪便中分解的毒素吸收入血液循环还会加重尿毒症症状;用力排便还可诱发心绞痛、心肌梗死、心力衰竭、心律失常、脑出血等严重心脑血管事件,甚至危及生命。

4. 透析患者便秘的防治　对于顽固性便秘首先应区分是功能性还是器质性、药物或心理因素而导致的便秘,分析可能的发病原因,对症施治,必要时进行钡剂灌肠、结肠镜或腹部 CT 检查,以排除器质性疾病。

透析人群的便秘和普通人群的便秘治疗方法还是有很大区别的,如处理便秘最常用的是大量摄入液体,但对少尿或无尿的透析患者液体超负荷会导致水肿、高血压、心衰和肺水肿,因此透析患者是不可选用增加液体量来缓解便秘的。

另外,鼓励普通便秘人群多食用高纤维食物的方法也不适合透析患者使用。含纤维食物一般是新鲜水果,蔬菜和麸皮食品,这些食物富含钾和磷,透析患者过多食用会出现或加重高钾血症和高磷血症。

血液透析患者便秘的发生和多因素有关,应根据自身特点从以下几方面保持大便畅通:

(1) 放松心态,调整作息时间,养成定时排便习惯至关重要:对于尿毒症本身因素所造成的便秘,在充分透析的前提下,指导饮食方案,练习有效的排便动作,建立正常的排便反射。

（2）按医嘱要求控制透析间期体重增长，如有便秘情况应及时和血液净化中心医师沟通：对于透析时脱水过多的患者，如透析过程中出现口干、声音嘶哑、肌肉痉挛、腹痛无便意、低血压等情况，需重新评估干体重，减少超滤量。

（3）活动量少的患者可进行一些适合自身的有氧运动：如做操、打太极拳、步行等，促进胃肠道蠕动，改善消化功能，特殊患者可做腹部自主运动和按摩。

（4）避免滥用通便药物，注意通便药物的不良反应。

目前通便药物大致可分为润滑性通便剂、粪便软化剂、纤维补充剂、团块形成性通便剂、刺激性泻药和渗透性泻药六类，透析便秘患者应该在医生指导下，选择适宜的通便药物，必要时还要与胃肠动力药合用，但应尽量减少对药物的依赖。

透析患者通常可选用粪便软化剂，尤其对于卧床或久坐、大便硬结的患者，常用的药物是多库酯钠。

润滑性缓泻剂（液体石蜡），可改变粪便的硬度，阻止肠黏膜吸收水分。但长期使用可能会妨碍脂溶性维生素的吸收，最好少用或偶尔使用，宜睡前服用。

渗透性、润滑性、容积性和刺激性泻剂长期使用均有一定的不良反应，如：刺激性泻剂（番泻叶、大黄等中药）含有的蒽醌苷类在肠道内被细菌最终分解为蒽酮，蒽酮有很强的细胞毒性，损害肠壁神经丛，导致电解质紊乱和结肠黑变病，且滥用可产生依赖性和耐药性，引起泻剂性便秘。

渗透性泻药常见的有山梨醇、聚乙二醇、乳果糖和盐类通便剂（镁制剂）等，可使肠内渗透压增高，肠腔内水量增加，便于粪便排出。但是缓泻剂或泻药应该谨慎使用，使用时，必须监测电解质的数值，不可长期使用。使用药物灌肠办法，也要谨慎，必须避免使用大量的盐水和水灌肠剂，因为液体和盐水通过小肠的吸收可引起液体负荷和钠失衡。

总之，透析患者便秘不是小问题，应引起患者和医护人员的充分重视，透析和便秘相互影响，养成良好的排便习惯，最好每日 1~2 次，有助于保证良好的透析充分性，改善透析患者生活质量。

（王　磊）

（八）生活指导 -2 吃不吃低钠盐

近些年,随着人们对高血压的重视,低钠盐出现在越来越多人的餐桌上。可大家不知道的是,低钠盐并非适合所有人,肾脏病患者就需要慎用低钠盐。

低钠盐以氯化钠、碘酸钾为原料,再添加一定量的氯化钾和硫酸镁,从而改善人体内钠、钾、镁的平衡状态。低钠盐可以降低高血压、心血管疾病的风险,因此低钠盐适合中老年人和患有高血压心脏病的患者长期吃。而肾脏病患者如果有高血压和水肿时,的确应该低钠饮食,但部分患者并不建议吃低钠盐。

这是因为低钠盐中含有较多的钾,当肾脏患者的肾功能受损时,无法将较多的钾有效排出体外,堆积在身体内会造成高血钾,容易引发心律失常、四肢麻木、疲乏等症状,严重的高钾血症可能导致心脏骤停,甚至危及生命。

随着肾功能逐渐减退,高钾血症的风险也会随之增加。在肾衰竭的患者中,无论是尚未透析的患者,还是已经采用血液透析、腹膜透析的患者,高钾血症都并不少见。而医生在门诊时追问其高钾血症的原因时,低钠盐又是一个极易被大家忽略的潜伏的危险因素。患者往往知道香蕉、橙子、绿叶菜等是高钾食物,却没有注意到餐桌上的低钠盐也是高钾食物之一。

只有在少数持续低血钾、进食情况差的患者中需要口服补钾治疗,多吃高钾食物的同时,可以考虑吃低钠盐,但是要定期检测血钾水平,避免补成高钾血症。

因此,肾脏病患者不要认为低钠饮食有益,就想当然地吃低钠盐,而是需要咨询医生,在医生的指导下结合自己的血钾水平、肾功能情况,决定能否使用低钠盐。

（赵慧萍）

（九）生活指导 -3 都是杨桃惹的祸

提起杨桃，食用过的人不免立刻会想到它的奇异外形，鲜嫩多汁、酸甜适口。但是，许多人不知道的是它也会惹祸，为人类带来美味的同时，也会制造很大的麻烦。

这几天，北京大学人民医院血液净化中心接诊了一位从急诊监护送下来治疗的重病号：老胡，男性，66 岁，既往有高血压病史，因尿毒症于 1 年半前开始腹膜透析治疗。本次因神志不清收入院，入院后，多种检查结果均不能解释患者的临床表现，后经反复询问家属患者发病前的情况得知，患者吃过一枚200g 左右的杨桃后出现顽固性呃逆，10 余小时后逐渐出现意识障碍，神志不清。经急诊监护医师、腹透医师和血透医师共同会诊，认为患者杨桃中毒的可能性大，立即进行血液滤过和血液灌流治疗。经过连续 6 次紧张的治疗后，老胡终于睁开了双眼，神志逐渐恢复。看来，让老胡昏迷的原因竟然是杨桃。

杨桃真有那么大的危害吗？尿毒症患者不能吃吗？

杨桃，学名：Averrhoa carambola L.，别名：五敛子，阳桃，洋桃，三廉子等，是一种产于热带、亚热带的水果，具有非常高的营养价值，健康人食用杨桃后常无不良影响。但是食用不当或有肾脏疾病的患者食用后可能会出现伤身甚至危及生命的情况，老胡就是一个典型例子。近年来，国内外已有文献报道。食用杨桃后中毒的主要表现为消化道症状、顽固性呃逆及神经精神异常、血尿、高钾血症、肾功能急剧恶化、既往肾脏病复发等。Nero 等总结了 32 例患者，其中顽固性呃逆最常见（占 93.75%），其次为呕吐（占 68.70%），不同程度的意识障碍（占 65.70%），乏力、肢体麻木（占 40.60%），癫痫（占 21.80%），低血压、休克（占 9.30%）；并将杨桃中毒分为 3 级：轻度：呃逆、呕吐、失眠；中度：烦躁、肢体感觉异常、轻度意识障碍；重度：中度或重度意识障碍，昏迷，癫痫，低血压，休克。神志改变的患者预后差，死亡率高。Nero 等认为腹膜透析对于杨桃中毒无效，多数患者在每日强化血透治疗后可恢复正常，经治疗后缓解的患者神经系统后遗症不多见。其发病机制尚未明确，推测可能与杨桃中含有大量草酸盐等刺激性神经毒素以及引起机体变态反应有关。

杨桃的肾脏毒性应引起相应重视，不仅是肾功能不全的患者应避免食用，健康成年人与儿童一次进食杨桃量也不宜太多。

　　此外,肾脏病患者尤其是肾衰竭患者还应避免使用含钾量高的水果和蔬菜,如香蕉、橘子、土豆、蘑菇、香菇、深色叶类蔬菜等;水肿者避免食用水分较多的水果和蔬菜,如西瓜、黄瓜等。豆类中含钾、含磷量也较高,应减少食用。不要喝太浓的蔬果汁、菜汤,做菜时用开水烫过后捞起,再以油炒或油拌,以清淡为宜。

　　虽然经过积极的抢救,老胡转危为安了,但是昏迷 20 天的惨重代价再次提醒我们:肾脏病患者请远离杨桃,切记!

（王　磊）

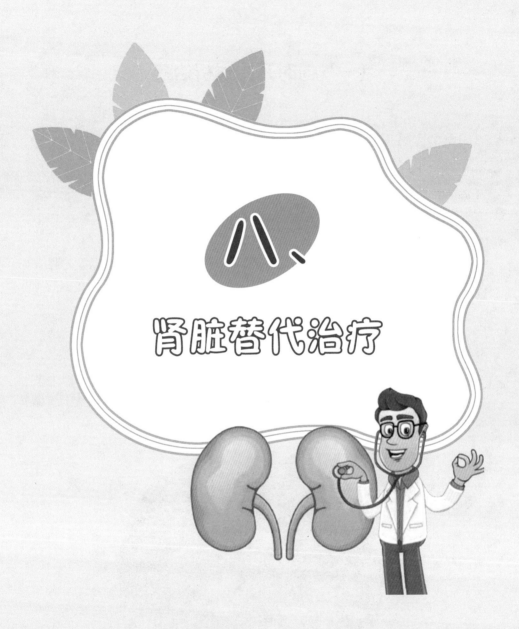

八、

肾脏替代治疗

（一）何时开始透析治疗

　　慢性肾功能不全患者的数量快速增长，当发展至严重阶段时，需要进行肾脏替代治疗。1980 年美国新增需要肾脏替代治疗的患者 2 万人，而 2006 至 2012 年每年新增患者均维持于 11 万余人。我国疾病情况更为严峻。2012 年王海燕教授开展"中国慢性肾脏病流行病学调查研究"，该研究对全国 5 万名 18 岁以上成年居民 CKD 患者进行调查分析，结果显示我国成年人群中 CKD 的患病率为 10.8%，估计我国现有成年 CKD 患者高达 1.2 亿，中期 CKD（3 期）患者有 2 291 万人，已发展至需要替代治疗的患者有 200 万。肾脏替代治疗方式目前有肾移植和透析治疗，由于肾移植所需的肾源非常稀缺，所以我国以透析为主，透析治疗又可以分为血液透析和腹膜透析两种方式，我国最常采用的是血液透析。透析治疗对于患者及其家庭影响重大，因此如何把握开始透析治疗的时机非常重要。

　　理论上，开始透析治疗的最佳时机为：在某个临界点之前，透析不能为患者带来任何受益，而超过这个临界点患者可能要承受某些风险，那么这个临界

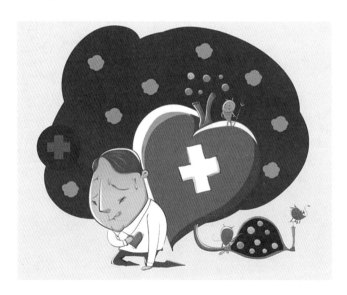

图 8-1　何时开始透析治疗

点就是最佳透析时机。可实际上,确定这个最佳时机并非易事,需要临床医师根据患者疾病情况进行综合判断(图8-1)。

1. **临床表现** 临床表现包括患者的症状及体征,是相对主观的指标。在疾病的早期、中期,指导患者改善生活方式、给予恰当的药物干预可以纠正或缓解患者的症状。随着肾功能下降,患者可能出现尿毒症相关的临床表现,非透析治疗的综合措施越来越不能维持内环境稳定。当肾小球滤过率 <10ml/($min \cdot 1.73m^2$),部分患者的临床情况很难靠非透析治疗来维持,越来越需要透析替代治疗。

(1)患者出现药物治疗无效的严重并发症:尿毒症性心包炎或浆膜炎、尿毒症脑病、严重的代谢性酸中毒、严重的高钾血症以及难治性的容量负荷过重等可危及患者生命,是慢性肾功能不全患者开始透析治疗的绝对指征,甚至需要紧急透析。

在这里特别讲一讲难治性代谢性酸中毒及高钾血症。正常情况下肺肾共同作用维持体内酸碱平衡。肾功能下降时碳酸氢根丢失增加或者泌氢泌铵减少就会出现酸中毒。酸中毒时肌肉蛋白分解代谢增加;白蛋白合成减少;加重继发性甲状旁腺功能亢进症,骨重吸收增加,骨含量减少;心肌收缩力受损,导致低血压和乏力,同时还能加速 CKD 进展;大多数观察性研究发现酸中毒与死亡风险增加相关。高钾血症可以导致患者出现很多临床症状,但是比较严重的表现是肌无力、肌麻痹、心脏传导异常及心律失常,在慢性高钾血症患者中血钾≥7.0mmol/L 时可出现上述严重症状,急性高钾患者还会更早出现症状,因此,药物保守治疗无效的高钾血症也是透析指征之一。

(2)营养状况恶化:患者最早出现的尿毒症症状通常是厌食、恶心及消瘦。饮食中能量和蛋白质摄入下降,是患者发生营养不良的重要原因。

2. **参考患者的肾小球滤过率** 美国的肾脏病基金会 1997 年发布的指南推荐当估计肾小球滤过率约为 10.5ml/($min \cdot 1.73m^2$) 开始透析治疗。实际上,部分患者当肾小球滤过率小于 10.5ml/($min \cdot 1.73m^2$) 时,能够维持尿量正常,没有严重水负荷过重,没有尿毒症症状、体征,没有营养不良,也没有严重的代谢性酸中毒及高钾血症,因此能够安全地推迟开始透析治疗的时间。

总之,科学地选择透析时机非常重要,需要临床医师根据患者疾病情况进行综合判断。慢性肾功能不全患者出现尿毒症性心包炎或浆膜炎、尿毒症脑病、难治性的容量负荷过重、难治性代谢性酸中毒及高钾血症,是开始透析治疗的绝对指征。目前没有证据支持患者何时开始肾脏替代治疗可以改善预后,因此不单独依靠基于肌酐估计肾小球滤过率来指导开始透析的时机,必须结合患者的临床表现。

（赵新菊　左　力）

（二）血 液 透 析

维持性肾脏替代治疗是终末期肾脏病患者纠正尿毒症导致的内环境紊乱、改善症状、延长生命、提高生活质量以及工作能力的有效治疗手段,治疗方式主要包括血液透析、腹膜透析和肾移植。

血液透析利用透析膜和透析机来清除肾衰竭患者体内多余的水分、毒素,以纠正电解质和酸碱平衡紊乱(图 8-2)。透析膜构成的透析器是血液透析的关键。

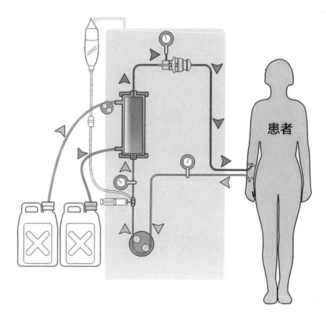

图 8-2　血液透析

透析膜是半透膜,允许水和小分子物质通过,而大分子物质如蛋白质不能通过。利用透析膜将血液和透析液分开,通过扩散和对流的原理从血液中清除水和毒素,并补充缺乏的碱性离子和钙离子等。

透析并不能替代肾脏的内分泌功能和肾小管功能,所以同时需要服用相关药物防治并发症。

血液透析适用于各种原因导致的急慢性肾衰竭、急性药物或毒物中毒以及其他严重水电解质、酸碱平衡紊乱的患者。随着血液透析技术的改进,血透已无绝对禁忌证,但以下患者属于相对禁忌:血流动力学不稳定、严重出血倾向、精神状态不能配合或拒绝透析等。

血液透析的进行首先需建立血管通路,建议患者预计1年内需要进行血液透析治疗时,建立自体动静脉内瘘。一个新的自体动静脉内瘘的成熟时间最少1个月,最好3~4个月后再开始使用。人造血管内瘘的成熟时间最少2周,最好3~6周后再开始使用。如需提前进入透析,则需选取深静脉置管,故应尽量避免进入透析后再开始造瘘。

透析方案的设定取决于患者残余肾功能、心血管稳定性、食水摄入等因素。通常选取每周三次,每次4小时左右的方案,既能保证较好的透析充分性,又能兼顾患者的工作和生活。

很多即将进入血液透析的尿毒症患者及家属容易产生恐惧,心理压力过大,认为"开始透析就完了""完全没有生活质量"。实则不然,未透析时全身的水和毒素不能有效排出所导致的水肿、消化道不适等,在透析后都可以得到明显地改善。随着透析技术的不断完善,长期透析十余年的肾衰竭患者已不在少数。因此患者及家属应充分了解血透的必要性、方法及注意事项,透析前应尽量消除恐惧和紧张心理。

(朱　丽)

（三）腹 膜 透 析

我们的肾脏，就像人体的废水处理厂，主要负责清除体内的代谢废物和水，将他们变成尿液，排出体外；如果肾脏生了病，没有得到及时、有效地治疗和控制，最终可能发展为肾衰竭，俗称"尿毒症"。当然，"尿毒症"也不是"不治之症"。通过透析替代肾脏功能，尿毒症患者再生存十几年甚至几十年已非难事。

什么是"透析"？患者可以在家"透析"吗？要回答这些问题，我们先要搞清透析的种类。

一般提到"透析"，首先使人想到的是"血液透析"，患者需每周 2~3 次在医院的血液透析中心进行每次 4 小时的透析治疗，这就是中心血液透析。虽然国外也有家庭血液透析，但在国内现阶段，还没有血液透析能够居家完成，也就是说还没有在家进行的血液透析。

然而，与血液透析相对应的另一种透析方式——腹膜透析，在这一点上却是与血液透析完全不同的。它可以由患者在家中自行完成，实现许多患者"在家透析"的愿望（图 8-3）。

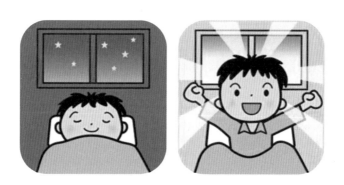

图 8-3 腹膜透析

腹膜透析（peritoneal dialysis）的原理是利用人体自身腹膜作为半渗透膜，利用重力作用将配制好的透析液经导管灌入患者的腹膜腔，这样，在腹膜两侧存在溶质（代谢废物）的浓度梯度差，高浓度一侧的溶质向低浓度一侧移动（弥散作用),水分则从低渗一侧向高渗一侧移动(渗透作用);通过腹腔透析液不断地更换,以达到清除体内代谢产物、毒性物质及纠正水、电解质平衡紊乱的目的(图 8-4)。

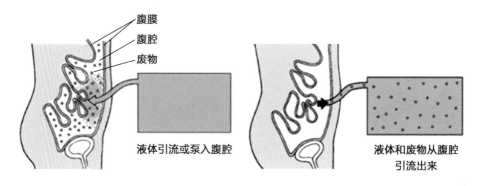

图 8-4　腹膜透析

常见的腹膜透析方式包括两种:

一种是持续性不卧床腹膜透析(continuous ambulatory peritoneal dialysis,CAPD):每周透析 7 日,每日透析 2~4 次,每 3~4 小时更换 1 次,夜间 1 次可留置腹腔内 10~12 小时;每次更换腹透液需 20~30 分钟,其余时间患者可自由活动。

另一种是自动腹膜透析(automated peritoneal dialysis,APD):每周透析 7 天,每晚在夜间睡眠时连接 APD 机,机器会按照预先设定的处方自动换液(一般用 10~15L 透析液持续透析 10~12 小时),清晨可选择在腹腔内存留透析液或不存留,然后和机器分离,整个白天(12~14 小时)不需再更换透析液,患者可自由活动。

由上可见,腹膜透析的优点之一就是对患者的正常工作、学习影响小。透析的时间、地点都可自行灵活安排,特别适合于上学、上班的患者。此外,腹膜透析相对于血液透析的优点还包括:

(1) 对残余肾功能保护好。

(2) 人体内环境稳定、血流动力学变化小。

(3) 无需做动静脉内瘘,无需反复穿刺静脉。

(4) 无需使用抗凝剂。

(5) 感染血源性传播疾病的机会小。

(6) 花费稍少。

当然，"尺有所短、寸有所长"，腹膜透析相对于血液透析也有它的缺点：如对小分子毒素清除少于血液透析；有发生腹腔感染的风险等。

长期以来，关于"血透好还是腹透好？"的争论一直存在。从实际的患者生存率数据上看，两种治疗方式长期的生存率相似，在治疗的最初几年中，腹膜透析的生存率还要高于血液透析。

目前，在中国大陆，仅有不足 20% 的透析患者选择进行腹膜透析治疗，多数患者选择进行血液透析治疗。但在中国香港，由于特别行政区政府的"腹膜透析首选"策略，80% 以上的透析患者选择在家进行腹膜透析。而且，亚太地区腹膜透析患者的良好预后也令人欢欣鼓舞。

因此，我们有理由相信，腹膜透析这种可以居家透析的治疗方式虽然目前还未被大陆的广大透析患者所熟悉和采用，但是其方便、灵活的治疗方式、良好的治疗效果和低廉的治疗成本，必将被越来越多的尿毒症患者所接受，成为透析患者的主要治疗方式。多数的患者可以足不出户，实现"在家透析"。

（武　蓓）